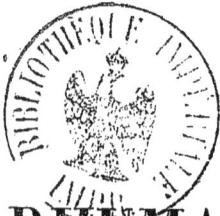

DU

RHUMATISME AIGU

ET DE

SES DIVERSES MANIFESTATIONS

Paris. — Imprimerie de A. PARENT, rue Monsieur-le-Prince 1.

DU

RHUMATISME AIGU

ET DE

SES DIVERSES MANIFESTATIONS

PAR

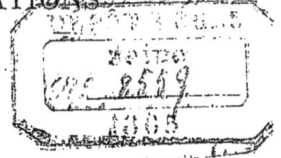

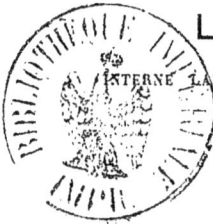

LE Dʳ CHARLES FERNET

INTERNE LAURÉAT (médaille d'or) DES HÔPITAUX DE PARIS

MEMBRE DE LA SOCIÉTÉ ANATOMIQUE

————◆❋◆————

PARIS

CʜEz P. ASSELIN, successeur de BECHET Jⁿᵉ ET LABÉ

LIBRAIRE DE LA FACULTÉ DE MÉDECINE

place de l'École-de-Médecine

—

1865

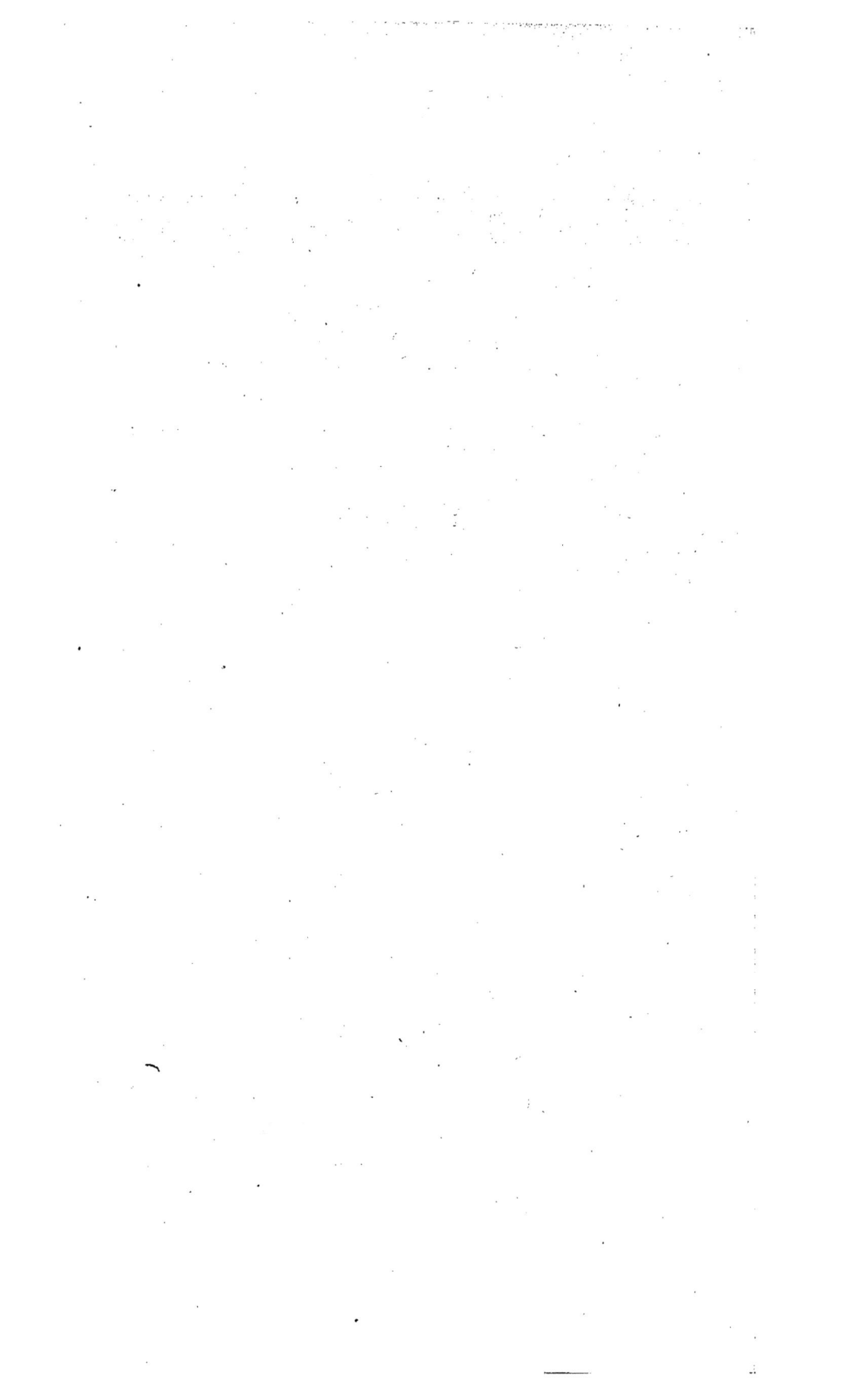

RHUMATISME AIGU

ET DE

SES DIVERSES MANIFESTATIONS

> Hinc apparet morbi hujus varia
> admodum facies.
>
> (BOERHAAVE, *Aphor.*, 1495.)

INTRODUCTION

§ Ier. — Parmi les affections diathésiques, il n'en est peut-être pas qui ait passé par des phases plus diverses que le rhumatisme.

Entrevu seulement par les anciens, le rhumatisme est d'abord confondu avec la goutte sous le nom d'*arthritis*. Baillou l'en distingue le premier d'une manière nette, et à son opinion se rattachent la plupart des médecins des deux derniers siècles, Sydenham, Stork, Stoll, Boerhaave, Van Swieten, etc. Plus tard, l'école anatomique réduit le rhumatisme à ses manifestations articulaires ou musculaires; les autres éléments en sont séparés et rattachés à des classes de maladies différentes, suivant le siége, le tissu affecté. Enfin, dans ces dernières années, la diathèse rhumatismale reparaît, mais son existence comme unité morbide demeure sujette à de nombreuses contestations. Tandis que quelques auteurs en font une diathèse spéciale, complétement distincte des autres diathèses, d'autres la réunissent à la goutte; d'autres, enfin, considèrent le rhumatisme et la goutte comme deux entités morbides distinctes, mais congénères, dérivées de la même origine.

Entre ces opinions divergentes, je ne saurais prendre parti et

1

je dois laisser·à de plus compétents la recherche de ce difficile problème. Mais, quels que soient les rapports qui unissent entre eux le rhumatisme et la goutte, on a reconnu la nécessité de les étudier séparément. Au surplus, dans les manifestations aiguës surtout, la distinction est des plus tranchées. Comme je me propose de n'étudier que le rhumatisme aigu, je puis le considérer, avec la majorité des auteurs, comme complétement distinct de la goutte.

Les manifestations du rhumatisme peuvent se présenter sous la forme aiguë et sous la forme chronique. Je n'étudierai que les aiguës, qu'il m'a surtout été donné d'observer dans les hôpitaux ; je me contenterai donc de dire ici quelques mots du rhumatisme en général et de ·justifier l'étude isolée de ses manifestations aiguës.

§ II. — Le rhumatisme est une diathèse héréditaire, innée ou acquise, dont les manifestations paroxystiques diffèrent beaucoup par le siége et la forme morbide, mais relèvent toutes de la même affection.

Il y a un certain nombre de caractères qui peuvent faire présumer la diathèse rhumatismale avant l'apparition des maladies par lesquelles elles doit se manifester.

La peau est habituellement fine, ·blanche, mince et transparente ; elle transpire très-facilement ; les cheveux sont blonds ou châtains, le teint est clair et un peu animé, l'embonpoint est médiocre et les muscles sont peu développés. Cependant il n'est pas rare de rencontrer le rhumatisme chez des individus robustes et fortement musclés ; les tempéraments qu'on rencontre le plus ordinairement sont le lymphatico-sanguin et le nerveux, moins souvent le sanguin.

Si les caractères que nous venons d'énumérer ont une grande importance en ce qu'on les rencontre chez la plupart des rhumatisants et qu'ils constituent une disposition organique qui paraît intimement liée à la diathèse rhumatismale, ils ne suffisent pas à la caractériser, car ils peuvent se rencontrer chez des individus qui en sont exempts.

Il n'est pas encore bien établi si le rhumatisme est héréditaire. Cette influence, quelle que soit l'idée qu'on s'en fasse, paraît manquer chez quelques rhumatisants. Mais, dans ces cas, il faut admettre une disposition innée; car on ne saurait nier la réalité d'un état général de l'organisme, en vertu duquel tel individu est prédisposé au rhumatisme, quand on voit les causes les plus légères en apparence amener son développement, alors qu'elles restent sans action chez celui qui n'a pas les mêmes aptitudes morbides.

Dans quelques cas, la diathèse rhumatismale paraît acquise, et il semble qu'une première atteinte de rhumatisme suffise à créer la disposition à d'autres manifestations du même ordre, comme si la maladie avait pris droit de domicile dans l'économie, en avait modifié les aptitudes, et, en un mot, avait créé une diathèse nouvelle. « Il reste là, dit M. Chauffard, comme un souvenir morbide qui appelle le retour des mêmes actes à une occasion déterminante, et lorsque ces retours, ces récidives, se sont reproduits un certain nombre de fois, leur impression semble subsister ou subsiste véritablement dans l'organisme, et il y a comme une sorte de vraie diathèse rhumatismale. »

Quoi qu'il en soit des influences dont je viens de parler, disposition héréditaire, innée ou acquise, le rhumatisme se traduit, comme les affections constitutionnelles, sous les formes les plus variées quant au mode et au siége; aussi le voit-on figurer dans toutes les classes de maladies, inflammations, congestions, hydropisies, etc. Son siége ne varie pas moins; tous les organes et tous les tissus semblent pouvoir en être atteints. Cependant, comme beaucoup de diathèses, celle qui nous occupe a, sinon un siége spécial, du moins un siége de prédilection. Les articulations et les muscles sont les organes les plus souvent atteints, comme ce sont les poumons dans l'affection tuberculeuse, l'estomac dans l'affection cancéreuse. « Le rhumatisme articulaire, dit M. Chauffard, constitue le grand côté des affections rhumatismales. » Nous nous servirons même de ce caractère important pour préjuger la nature rhumatismale de certaines maladies occupant un siége autre que les articulations, comme on s'appuie sur la présence de tubercules dans les poumons pour soupçonner la nature tuberculeuse d'une tumeur située dans un autre organe.

§ III. — La marche des manifestations du rhumatisme les a fait diviser en aiguës et en chroniques. Cette distinction est-elle légitime ? « Les maladies aiguës forment, selon nous, disent MM. Trousseau et Pidoux, un ordre tout à fait à part et sans aucun rapport de nature avec les maladies chroniques ; c'est par là qu'elles en diffèrent bien plus que par la durée ou par le type, etc. Sydenham a marqué d'une manière bien profonde et aussi générale que possible la différence qui existe entre les maladies aiguës et les chroniques, lorsqu'il a dit : « Morbos acutos « qui Deum habent authorem, sicut chronici ipsos nos..... »

«Par Dieu auteur des maladies aiguës, opposé à l'homme auteur des maladies chroniques, Sydenham entend que les causes des maladies aiguës sont hors de nous, qu'elles résident dans des influences invisibles placées au-dessus de la puissance de chaque individu, et que nous ne pouvons pas plus les produire de toutes pièces, les prévenir ou les arrêter par les soins de l'hygiène privée, que par la résistance d'une santé franche ou d'une constitution robuste ; tandis qu'au contraire l'individu est l'artisan de ses maladies chroniques. Ces dernières ont en effet leurs racines dans la constitution de chaque individu, dans ce qu'il y a de fixe, d'universel, de permanent, dans chaque organisme, et voilà pourquoi elles sont héréditaires. Les maladies aiguës accusent au contraire des dispositions morbides transitoires de l'économie, que l'acte même de la maladie épuise et fait cesser.»

En appliquant ces principes au rhumatisme, il est impossible de n'en pas faire toujours une affection chronique ; et cependant cette affection chronique ou, mieux, constitutionnelle, procède ordinairement par paroxysmes, et, dans ces cas, il est le plus souvent possible de saisir l'influence d'une cause accidentelle qui, trouvant un terrain favorablement préparé pour son action, y a développé un état morbide transitoire, une maladie aiguë. On trouve donc alors réunies les conditions des maladies aiguës et des maladies chroniques, et ces deux conditions paraissant également nécessaires au développement de l'état morbide, la maladie relève à la fois de toutes deux ; elle est, disent les auteurs que nous venons de citer, aiguë-chronique. Ainsi, tout en considérant le rhumatisme comme une affection chronique par son essence, il est possible de lui considérer deux phases : l'une, aiguë, dans laquelle l'affection ne se manifeste que par intervalles plus ou moins éloignés et sous l'influence d'une cause occasionnelle; l'autre, chronique, dans laquelle l'affection développe d'elle-même et sans l'intervention nécessaire d'aucune cause déterminante, des actes morbides qui ont une évolution lente, graduelle, et ne se terminent pas le plus souvent, parce que l'affection qui les a produits ne tend pas à la guérison. Dans le premier cas, la diathèse n'apparaît que momentanément, par paroxysmes, et les maladies rhumatismales sont fugaces et transitoires; dans le second, la diathèse est en action continue, les maladies sont fixes et persistantes.

Nous croyons avoir suffisamment établi ce que nous entendons par rhumatisme, comment nous comprenons dans cette affection des manifestations aiguës et des manifestations chroniques, surtout comment nous entendons l'acuité dans un état essentiellement chronique.

Mon but est de me borner à l'étude du rhumatisme aigu. Parmi les observations que j'ai recueillies ou que j'ai empruntées aux auteurs, on verra toujours figurer le rhumatisme articulaire à côté des autres déterminations. Et pourtant, il est certain que le rhumatisme aigu peut se traduire uniquement par des manifestations occupant un autre siége que les jointures; mais la nature rhumatismale en est moins assurée que dans les cas où on observe en même temps la maladie articulaire, qui est l'expression la plus commune et la plus caractéristique du rhumatisme.

PREMIÈRE PARTIE

Du rhumatisme aigu en général

Le rhumatisme aigu est un état morbide qui se développe chez les sujets constitutionnellement prédisposés, soit spontanément, soit à l'occasion d'un refroidissement ou de quelque autre cause, et qui donne lieu à des maladies revêtant divers modes, siégeant dans des tissus et des organes différents, et caractérisées surtout par leur mobilité, l'irrégularité de leur marche, leur terminaison par résolution.

Nous étudierons ici : 1° les conditions de développement du rhumatisme aigu; 2° les différents modes pathogéniques par lesquels il se manifeste; 3° les siéges qu'il peut occuper; 4° la marche des maladies rhumatismales en général.

CHAPITRE Ier.

CONDITIONS DE DÉVELOPPEMENT DU RHUMATISME AIGU.

Le rhumatisme aigu ne se développe que chez les sujets qui y sont constitutionnellement prédisposés. C'est là un fait dont l'observation journalière donne à tout instant la preuve, en montrant des individus pris de rhumatisme sous l'influence des causes les plus légères, tandis qu'un individu non prédisposé pourra impunément s'exposer à des causes bien plus actives.

L'influence de cette prédisposition est telle que quelquefois, en dehors de toute cause occasionnelle, elle suffit à amener le développement du rhumatisme aigu. Certains malades présentent presque périodiquement quelque manifestation de leur diathèse, alors qu'il est impossible d'admettre qu'une cause occasionnelle offre ces retours réguliers. Cependant, les conditions qui peuvent déterminer l'explosion du rhumatisme chez un sujet prédisposé sont si nombreuses, quelques-unes liées aux variations météorologiques ont une telle influence, qu'il est possible

.le plus souvent de rattacher à quelque cause déterminante l'apparition d'une attaque de rhumatisme. Si donc je crois que le rhumatisme chronique se développe presque toujours par le seul fait de la prédisposition et des conditions individuelles, je crois aussi que le rhumatisme aigu présente ordinairement quelque cause déterminante. Mais, en dehors de la diathèse, en dehors des causes déterminantes, il est un certain nombre de conditions qui paraissent avoir une influence manifeste sur le développement de l'affection rhumatismale; parmi ces conditions, les unes sont inhérentes au sujet et constituent pour lui l'opportunité morbide (âge, genre de vie, habitudes); les autres résident en dehors du sujet, ce sont les agents extérieurs, tantôt manifestes, facilement accessibles à nos moyens d'investigation (saisons, variations de température), tantôt occultes, ne se révélant que par leurs effets (constitutions médicales, épidémies, etc.). Jetons un coup d'œil rapide sur ces différentes conditions.

Il y a pour le rhumatisme, comme pour les autres diathèses, un *âge* où apparaissent les premières manifestations : c'est la jeunesse ou l'âge viril; cependant il n'est aucun âge qui en soit absolument à l'abri. Le rhumatisme est extrêmement rare dans l'enfance. MM. Barthez et Rilliet (*Traité des maladies des enfants*, 2ᵉ édit., t. II, p. 121) ne l'ont jamais observé au-dessous de 4 ans; d'après ces auteurs, l'affection aurait chez l'enfant une intensité beaucoup moindre que chez l'adulte, et une durée plus courte. Il est très-rare de rencontrer le rhumatisme aigu chez les vieillards. L'âge de 15 à 30 ans paraît être la période de la vie où apparaît le plus souvent le rhumatisme, et où ses manifestations aiguës sont le plus communes.

Vogel, cité par Barthez (*Traité des maladies goutteuses*, édition de l'*Encyclopédie*, p. 96), a remarqué que les affections rhumatiques occupent généralement la tête, la poitrine et les extrémités supérieures, chez les jeunes gens; le dos et les extrémités inférieures chez les gens avancés en âge. Il a observé aussi que, lorsque le rhumatisme se porte à l'intérieur, il affecte davantage, chez les jeunes gens, la tête, la gorge et la poitrine, et chez les hommes plus âgés, les hypochondres, les intestins, les reins et la vessie.

Je ne crois pas que l'âge soit la seule condition qui fasse ainsi varier le siége des déterminations rhumatismales. L'influence des causes accidentelles qui agissent spécialement, dans quelques cas, sur telle ou telle partie, celle des maladies antérieures, de la constitution médicale, etc., enfin certaines dispositions idiosyncrasiques me semblent devoir entrer en ligne de compte.

Le *genre de vie*, les *habitudes individuelles*, peuvent agir de deux manières : d'abord elles peuvent modifier la constitution et produire une disposition acquise au rhumatisme, ensuite elles peuvent favoriser ou hâter l'explosion de la maladie en exposant le sujet à l'action des causes déterminantes.

Les *saisons* ont un mode d'action analogue à celui que nous venons d'invoquer. Ce sont celles en effet où le temps est variable, où il y a des alternatives de chaleur et de froid, de sécheresse et d'humidité, qui amènent le développement du plus grand nombre de rhumatismes aigus : sous ce rapport, le printemps et l'automne dominent beaucoup l'été et l'hiver. Il suffit de parcourir les Éphémérides de Stoll, par exemple, pour se rendre immédiatement compte de cette influence importante : on y voit que les saisons dans lesquelles on observe les variations de la température, de l'état hygrométrique de l'air, s'accompagnent toujours du développement des maladies rhumatismales. C'est même sans doute en grande partie à cette cause qu'il faut attribuer les retours périodiques du rhumatisme chez certains individus : cette opinion avait déjà été émise par Van Swieten. On peut expliquer de la même manière le développement à certaines époques d'un si grand nombre de maladies rhumatismales qui pourraient faire penser à une constitution médicale ou à une épidémie. Je ne m'explique pas la production épidémique des maladies diathésiques : les épidémies en effet relèvent toujours d'une influence extérieure aux individus qu'elles frappent, et sont, à proprement parler, accidentelles, n'ayant pas besoin pour leur développement de trouver la prédisposition, tandis que cette condition semble absolument nécessaire à la production des maladies diathésiques. Et cependant de grandes autorités ont rapporté des épidémies de rhumatismes : dans plusieurs passages de sa *Médecine pratique*, Stoll signale le grand nombre de maladies de ce genre qu'il eut à traiter et paraît les considérer comme épidémiques : « Nous eûmes encore ce mois, dit-il quelque part, des douleurs aux articulations et des rhumatismes et en si grand nombre que je n'ai jamais vu ni ouï dire que les maladies de ce genre eussent été plus communes et épidémiques » (*Médecine pratique*, édition de l'*Encyclopédie*, p. 244); De Mertens, cité par Requin (Chomel et Requin, *Clinique médicale*, t. II, p. 267), signale aussi une épidémie de rhumatisme articulaire aigu qui régna à Vienne dans l'hiver de 1782-83. Je comprends que le rhumatisme soit plus commun à certaines époques de l'année qu'à d'autres, mais il me semble que les influences saisonnières expliquent suffisamment les variations que peut présenter une maladie constitutionnelle par son essence, alors qu'elles amènent l'apparition des conditions les plus favorables au développement de la maladie. On voit en effet que ces prétendues épidémies dont parlent les auteurs reviennent presque périodiquement au printemps, à l'automne, c'est-à-dire dans les saisons où les changements de température sont ordinaires, où les causes occasionnelles de rhumatisme aigu sont dans toute leur vigueur : dès lors tous les individus prédisposés, ressentant l'influence commune, sont affectés en même temps, mais je ne vois pas là d'épidémie, je ne vois pas même de constitution médicale, parce que je ne trouve pas une cause morbifique produisant de toutes pièces une maladie ou ajoutant un élément aux maladies, mais seulement une cause occasionnelle venant renforcer les prédispositions et les déterminer à l'action.

Les *causes déterminantes* du rhumatisme aigu paraissent peu nombreuses, et il en est une qui, de l'avis de tous les médecins, domine toutes les autres, je veux parler du froid humide : « La véritable cause déterminante ou occasionnelle de cette maladie, dit M. Bouillaud, consiste dans l'action du froid, surtout humide » (*Traité du rhumat. articulaire*, p. 5; Paris, 1840). Et dans un autre endroit : « La cause essentielle et unique des véritables affections rhumatismales, quelle que soit leur forme, est l'influence du froid, du froid humide surtout. » Sydenham, Stoll, Boerhaave et Van Swieten, etc., ont tous signalé cette cause et lui ont attribué une grande importance. L'action du froid humide est d'autant plus énergique qu'elle s'exerce sur un indi-

vidu dont le corps est en sueur : « Calefacto corpori subito ad-
« missum frigus, » disait Boerhaave (*Aphor.* 1491).

On peut rapprocher du refroidissement l'arrêt brusque de la
transpiration, que presque tous les auteurs ont mentionné parmi
les causes du rhumatisme.

Quant aux autres causes que l'on a indiquées, telles que des
écarts de régime, la suppression d'une excrétion habituelle normale ou morbide, les excès de diverse nature, etc., outre qu'elles
paraissent communes à bien d'autres maladies, il n'est nullement certain qu'elles puissent provoquer le rhumatisme aigu.

En dehors de ces causes du rhumatisme aigu en général, en
est-il que l'on puisse invoquer pour expliquer les diverses
formes que revêt l'affection soit à différentes époques, soit chez
différents individus? C'est là une question intéressante, à ce
qu'il me semble, mais pour la solution de laquelle je trouve peu
de documents dans les auteurs. L'âge, les conditions individuelles, les constitutions médicales, certaines idiosyncrasies, me
paraissent expliquer quelques-unes de ces particularités.

Nous avons vu que Vogel trouvait un rapport entre l'âge et le
siége du rhumatisme; que, d'après lui, les maladies rhumatismales occuperaient de préférence la partie supérieure du corps
et les viscères encéphaliques et thoraciques chez les jeunes sujets, tandis que chez les gens avancés en âge il siégerait surtout
dans le segment inférieur et dans les viscères abdominaux. Y
a-t-il là quelque chose de spécial au rhumatisme, je ne le pense
pas, et cette localisation me paraît rentrer dans la loi générale
qui préside à la détermination des maladies dans tel appareil ou
tel organe, suivant les âges.

Les conditions de tempérament, en modifiant les dispositions
organiques ou fonctionnelles, peuvent encore être invoquées
dans quelques cas. Les maladies en effet, et surtout les maladies
constitutionnelles, sont influencées puissamment par la manière
d'être de l'individu, et dans leurs manifestations reproduisent
les prédominances fonctionnelles ou organiques de l'état de
santé.

Mais, parmi toutes ces influences, aucune ne paraît plus active que celle des constitutions médicales. Pendant le règne

d'une de ces constitutions, on voit un cachet particulier s'im-
primer à toutes les individualités pathologiques : celles - ci,
tout en conservant leur caractère essentiel, empruntent à l'état
morbide dominant un élément qui s'ajoute à leurs manifestations
propres et leur enlève leur simplicité : « Depuis trois années
(1857 à 1860), dit M. le professeur Monneret, les maladies les
plus différentes par leur siége et leur nature, le rhumatisme, la
pneumonie, la pleurésie, etc., se sont compliquées d'un état bilieux manifeste » (*Pathol. gén.*, t. III, p. 942).

Mais là ne se borne pas l'action des constitutions médicales ;
elles peuvent encore provoquer les manifestations diathésiques
à occuper de préférence tel siége, à revêtir telle forme ou tel
mode. Ainsi, pour prendre un exemple dans les constitutions morbides saisonnières, « ce que l'on voit dans les saisons légitimes,
c'est que leur influence porte plus directement sur des systèmes
organiques particuliers, l'hiver sur le système sanguin pulmonaire,
l'été sur le système gastro-hépatique et nerveux, le printemps
sur les tissus muqueux, cutanés, fibreux et musculaires ; l'automne sur les mêmes tissus que le printemps, ainsi que sur le
système nerveux général et surtout ganglionnaire» (Bonnemai-
son, thèse inaug., 1861).

«Les constitutions saisonnières, dit encore M. Monneret, créent
l'espèce nosologique de toute pièce, soit une pneumonie, une angine, soit une diarrhée, une grippe» (*loc. cit.*, p. 992). Eh bien,
l'influence d'une de ces constitutions ne peut-elle pas faire que
le rhumatisme se manifeste dans un moment donné sur un organe
ou un tissu plutôt que sur un autre ; et si le rhumatisme peut
affecter plusieurs modes, ne peut-il arriver que telle saison pré-
dispose à un mode ou le fasse prédominer sur tous les autres. Les
constitutions morbides, de quelque sorte qu'elles soient, peuvent produire un acte morbide complet, une véritable maladie,
par exemple, une fièvre gastrique ou bilieuse. Cet acte morbide
ne peut-il pas être dans quelques cas une véritable cause de rhumatisme ; c'est ce qu'il me paraît impossible de nier. En effet, les
individus soumis à une influence diathésique présentent souvent,
à propos d'une maladie accidentelle, quelques manifestations le
plus ordinairement incomplètes de leur diathèse. Celle-ci étant
une manière d'être de l'économie, n'est-il pas naturel que l'or-

ganisme, modifié par elle, traduise l'état morbide accidentellement développé autrement que ne le ferait un organisme sain ; aux manifestations de la maladie accidentelle s'ajoutent quelques manifestations de l'affection constitutionnelle ; ainsi dans un organisme goutteux ou rhumatisant, la maladie accidentelle amène quelques retours de goutte ou de rhumatisme, mais ceux-ci sont subordonnés dans leur évolution à l'état qui en a amené le développement, et sont comme lui justiciables du traitement qui convient à la constitution régnante. N'est-ce pas ainsi qu'on peut expliquer ces rhumatismes gastriques, bilieux, etc., dont Stoll et quelques autres auteurs ont parlé ; le traitement applicable aux fièvres gastriques et bilieuses convenait à ces rhumatismes et en triomphait aisément.

Enfin, certaines idiosyncrasies semblent exercer une influence très-manifeste sur le siége ou le mode des maladies : ainsi ne voit-on pas une même cause produire chez un sujet toujours une angine, chez un autre une pneumonie, chez un troisième une otalgie, une fluxion à la joue, etc. ? J'ai vu des individus chez lesquels toutes les attaques de rhumatisme articulaire aigu étaient précédées d'une angine, et j'en rapporterai quelques exemples : chez d'autres, c'est une névralgie, ou une autre manifestation.

En résumé, un grand nombre de conditions semblent, comme on voit, apporter leur contingent d'influence dans les variations que peuvent présenter les maladies rhumatismales dans leur forme ou dans leur siége ; si ces conditions ne sont pas toujours d'une évidence absolue, elles ont trop d'intérêt pour ne pas être prises en sérieuse considération.

CHAPITRE II.

DIFFÉRENTS MODES PATHOGÉNIQUES DU RHUMATISME AIGU.

La plupart des auteurs ont considéré le rhumatisme comme une inflammation ; les uns y ont vu une phlegmasie spécifique dont les caractères aussi bien que la cause différaient de ceux des phlegmasies simples ; les autres l'ont considéré comme une inflammation ordinaire ayant seulement une cause spéciale.

Cette manière de voir ne me paraît pas exacte. Assurément l'inflammation est le mode le plus ordinaire, mais il n'est pas le seul : « Le rhumatisme a de nombreuses manières de se manifester, disent MM. Trousseau et Pidoux, et l'inflammatoire n'est pas la seule. La douleur, le spasme, la contracture, la paralysie, le flux, la congestion, lui servent de symptômes plus souvent encore que la fluxion inflammatoire. » (*Traité de thérapeutique*, 6ᵉ éd., t. I, p. 554).

Il n'est pas possible de dire que la nature du rhumatisme consiste dans l'inflammation : outre qu'il y a beaucoup d'autres modes qui peuvent traduire l'affection rhumatismale, ces modes doivent nécessairement être subordonnés tous à l'affection générale, et la nature du rhumatisme se confond avec la connaissance de cette affection, dont nous constatons les effets sans pouvoir en pénétrer l'essence. La nature d'une maladie ne consiste pas dans le mode qu'elle revêt, mais dans l'état de l'organisme qui l'a développée.

Comme la plupart des maladies générales, le rhumatisme peut revêtir plusieurs modes pathogéniques que nous allons examiner rapidement. Ces modes sont : 1° congestion, 2° phlegmasie, 3° hypercrinie, 4° névrose.

§ I. *Congestion rhumatismale.* — La congestion ou hyperémie, c'est-à-dire l'accumulation insolite du sang dans une partie, est un des modes les plus communs du rhumatisme aigu. Ainsi, pour prendre un exemple dans les manifestations articulaires, les rougeurs diffuses ou circonscrites qui se font autour des jointures affectées, qui apparaissent si rapidement et peuvent s'effacer si vite sans laisser la moindre trace, sont évidemment dues à des hyperémies cutanées. Sans vouloir nier le caractère phlegmasique du rhumatisme articulaire, je crois que beaucoup des manifestations qui se font du côté des jointures appartiennent plutôt à la congestion qu'à l'inflammation : souvent, en effet, il suffit de quelques heures à peine pour que la fluxion rhumatismale ait envahi successivement toutes les articulations, produisant dans chacune d'elles de la rougeur, de la douleur et du gonflement ; mais, à voir la soudaineté avec laquelle une jointure actuellement prise devient libre, tandis qu'une autre est brusquement envahie par les douleurs qui, dans un moment, vont se porter sur un autre siége, il paraît impossible d'admettre qu'il se fasse là un véritable travail phlegmasique aboutissant aux deux actes qui le distinguent du travail congestif : l'exsudation plastique et le trouble nutritif des tissus. On sait du reste que le premier stade de l'inflammation consiste dans l'hyperémie ; or, il n'y a rien d'irrationnel à croire que, dans les circonstances précédentes, un véritable processus inflammatoire s'arrête à sa première phase et avant d'avoir pu produire aucune altération de tissu. La mobilité, caractère essentiel du rhumatisme, rend parfaitement compte du développement incomplet de l'inflammation dans les jointures ; et cela est si vrai que, quand le rhumatisme se détermine de bonne heure sur une seule articulation et y devient fixe, il y produit des altérations analogues à celles qui résultent de l'inflammation vraie, il développe une véritable arthrite : on pourrait dire que les jointures échappent aux altérations qui produiraient l'inflammation par la diffusion et par la mobilité de la maladie.

Les congestions rhumatismales se font aussi du côté des viscères : le poumon, la gorge, le cerveau, en sont très-souvent le siége.

Leur début est rapide et leur marche irrégulière, leur mobilité extrême ; après avoir occupé un organe, elles se portent brusquement sur un autre, sans qu'aucune cause intervienne qui explique la détermination nouvelle, et sans qu'il soit possible de prévoir à l'avance dans quel ordre se feront les localisations successives. Elles ne sont pas limitées à une petite étendue, mais occupent d'ordinaire un grand espace ; ainsi l'angine rhumatismale envahit toute la gorge, la rougeur et le gonflement sont disséminés dans toute l'arrière-bouche, tandis que dans les autres angines on voit le travail morbide se localiser à un côté, à une amygdale, ou même à une petite partie de ces organes.

Très-variables dans leur intensité, mais toujours fugaces, elles disparaissent aussi rapidement qu'elles ont apparu, sans laisser dans le tissu la moindre modification qui témoigne de leur passage. Toutefois, quand elles demeurent pendant un certain temps dans un même point, elles aboutissent souvent à des lésions locales manifestement inflammatoires, ce qui, encore une fois, semblerait indiquer qu'elles ne sont que la première phase d'un processus phlegmasique qui n'a pas dépassé l'hyperémie, et que la fugacité du travail morbide local a rendu incomplet.

Les congestions rhumatismales, par les caractères que nous venons d'énumérer, et par les phénomènes de réaction générale qui les accompagnent, appartiennent aux congestions actives ou sthéniques des auteurs ; elles représentent ce que les anciens appelaient une fluxion sanguine, c'est-à-dire un effort de l'organisme aboutissant à un afflux sanguin vers un ou plusieurs organes.

Comme toutes les hyperémies, celles qui sont liées au rhumatisme se passent dans le réseau capillaire qui parcourt l'intimité des tissus. Or, s'il est un fait que les travaux des physiologistes modernes aient mis hors de doute, c'est l'existence d'une force étrangère au cœur, résidant dans l'appareil vasculaire et jusque dans les capillaires, pour présider aux circulations locales. Cette force est placée directement sous l'influence du grand sympathique, ainsi que l'ont démontré les recherches de M. Claude Bernard, et chaque département vasculaire a son système nerveux spécial par lequel, tout en restant soumis aux conditions communes de la circulation générale, il peut avoir une circulation propre et s'individualiser physiologiquement (Cl. Bernard, cité par Raynaud, thèse d'agrégation, 1863, p. 31). Ces données de la physiologie, en nous révélant la force propre et l'autonomie relative des capillaires, nous permettent de comprendre les congestions locales du rhumatisme. Mais, d'autre part, la physiologie enseigne que les hyperémies locales sont toujours le résultat d'un affaiblissement paralytique des capillaires.

Le caractère sthénique que nous avons assigné aux congestions rhumatismales ne saurait donc exprimer le processus par lequel elles se produisent ; il indique seulement l'état de l'organisme au moment de leur production.

La congestion, dans le rhumatisme aigu, constitue souvent à elle seule un acte spécial ayant son existence propre et isolée : ainsi l'érythème rhumatismal, la fluxion de poitrine rhumatismale, etc., sont des congestions pures et simples qui ne dépassent pas les limites bien connues de ce mode. Mais on rencontre encore la congestion, comme préliminaire de plusieurs autres modes qui peuvent aussi appartenir au rhumatisme : ainsi l'inflammation, l'hydropisie, l'hyperémie que nous étudierons plus loin sont précédées par un état congestif qui en constitue le prélude, la première phase. On le voit, l'hyperémie se présente sous deux formes : tantôt elle est simple, constituant à elle seule toute la maladie ; tantôt elle n'est que le premier degré d'un autre état pathologique ; elle est alors phlegmasique, hypercrinique, etc., et dès le début elle a ce caractère. M. le professeur Monneret a insisté sur ce point : « Marandel a établi, dit-il, que la congestion apporte avec elle son caractère, et qu'elle est d'emblée phlegmasique, hémorrhagique, sécrétoire, ce qui est vrai dans tous les cas...

« Une hyperémie, au moment où elle se forme, a en elle tous les éléments qui doivent en faire une hyperémie ou phlegmasique, ou mécanique, ou pléthorique, ou hémorrhagique, etc. La raison en est très-simple et mérite seulement d'être indiquée : c'est que la cause qui la provoque lui donne sur-le-champ le caractère qu'elle doit avoir. » (*Archives gén. de méd.*, avril 1863.)

§ II. *Inflammation rhumatismale.* — Le mode inflammatoire est celui auquel la plupart des auteurs ont rapporté les manifestations locales du rhumatisme aigu. « Patebit satis, » dit Van Swieten, « rhumatismum pertinere ad classem morborum in-« flammatoriorum ; adoritur enim præcipue tales, qui ad hos « morbos dispositi sunt, et temperiem sanguinolentam labe acri « infectam habent, lautoque victu utuntur ; imprimis tales, in « quibus diathesis inflammatoria lentior cruore pleuritico se ma-« nifestat. » Cependant cet auteur fait une différence entre l'inflammation du rhumatisme et celle des autres maladies, car il ajoute : « Quamvis autem rhumatismus pro causa proxima in-« flammationem habeat, exitus tamen inflammationis in suppu-« rationem raro sequitur admodum, et ita rhumatismus ab aliis « morbis inflammatoriis differt. » (*Comment. in Herm. Boerhaavii Aphor.*, t. V, p. 617 et 618 ; Paris, 1773.)

M. Bouillaud a particulièrement insisté sur le caractère phlegmasique du rhumatisme. S'appuyant sur la considération des altérations que le rhumatisme entraîne à sa suite, de sa terminaison par suppuration, de ses symptômes locaux et généraux, de ses complications viscérales ordinaires, de ses causes, des résultats de la médication antiphlogistique, l'éminent professeur ajoute : «Frappé de ces considérations auxquelles nous pourrions en ajouter quelques autres, nous déclarons que le rhumatisme articulaire bien caractérisé doit être placé au premier rang des maladies essentiellement inflammatoires, dont il constitue, je ne crains pas de le dire, un des modèles ou des types les plus parfaits» (*loc. cit.*, p. 37). Seulement l'auteur reconnaît que l'arthrite rhumatismale est susceptible de divers degrés d'intensité, dont le plus élevé est celui qui se termine par suppuration. Par conséquent, pour M. le professeur Bouillaud, il n'y a pas entre l'inflammation rhumatismale et les autres inflammations une différence essentielle, mais seulement une différence étiologique, une différence de cause, d'origine, la première reconnaissant toujours pour cause un refroidissement. Je dois faire remarquer que l'auteur n'applique pas ces considérations au rhumatisme articulaire seul, mais aussi aux autres manifestations du rhumatisme, qui sont pour lui des inflammations types.

Chomel et Requin rangent les manifestations rhumatismales parmi les phlegmasies, mais ils en font des phlegmasies spécifiques : « Le rhumatisme ne doit pas être rangé parmi les phlegmasies proprement dites ; et lorsqu'il se présente sous la forme inflammatoire, l'inflammation n'est pas idiopathique, mais symptomatique... et elle a une nature spécifique. Il faut regarder les rhumatismes comme des maladies *sui generis*, et en faire une classe à part en nosologie. » (*Loc. cit.*, p. 439 et 440.)

Nous avons déjà dit que, pour nous, l'inflammation n'était qu'un mode, et ne pouvait en rien caractériser la nature du rhumatisme ; que d'ailleurs ce mode n'était pas le seul que le rhumatisme pût présenter. Mais, en n'envisageant même que les manifestations inflammatoires, le rhumatisme articulaire aigu, par exemple, la question est de savoir si elles rentrent dans le type commun des inflammations vraies ou si elles constituent une espèce distincte, si ce sont des inflammations spéciales.

Stoll a le premier, je crois, cherché à caractériser les phlegmasies rhumatismales : « J'ai aperçu, dit cet éminent praticien, plusieurs différences entre l'inflammation qui accompagne le rhumatisme fébrile et celle des autres maladies inflammatoires, en sorte que l'inflammation rhumatismale ne m'a point paru être la même que celle que l'on peut appeler la vraie inflammation : 1° L'inflammation rhumatismale est, en général, bien moins dangereuse, et, à moins qu'elle n'attaque des organes essentiels, elle tue rarement ; la vraie inflammation est plus grave et plus souvent mortelle. 2o L'inflammation rhumatismale, même lorsqu'elle est déjà fort ancienne, se termine ordinairement par une résolution bénigne, et n'observe point les lois de la coction ni celle des crises. C'est ce que j'ai constamment observé dans la pleurésie rhumatismale, lorsque la matière occupait non-seulement les muscles intercostaux et la plèvre, mais même les poumons. 3° Quoique le cerveau, comme étant un organe dont l'intégrité est très-nécessaire à la vie, soit affecté d'une manière infiniment grave, et même pour l'ordinaire promptement mortelle, par l'inflammation rhumatismale, celle-ci cependant attaque avec bien moins de risques d'autres parties très-importantes, sur lesquelles la vraie inflammation ne se fixerait qu'en mettant la vie dans le plus grand danger. 4o La vraie inflammation se termine ordinairement en peu de jours quel qu'en soit le résultat. Rien de plus rare que ces inflammations vraies et en même temps chroniques, dont j'aurai dans la suite occasion de parler. Mais le rhumatisme se prolonge souvent pendant plusieurs semaines, et rarement se termine-t-il en peu de temps, lorsqu'il est abandonné à la nature. 5° Quoique l'inflammation rhumatismale attaque quelquefois une partie bien distincte, cependant pour l'ordinaire elle se répand à l'entour. » (*Loc. cit.*, p. 26.)

M. le professeur Bouillaud, qui rejette absolument la distinction que Stoll veut établir, et qui considère même le rhumatisme comme type des inflammations, a discuté chacune des parties de ce parallèle. Ainsi pour la bénignité relative des phlegmasies rhumatismales, M. Bouillaud prend pour exemple la pneumonie, et veut établir que cette phlegmasie n'a pas moins de gravité, qu'elle soit rhumatismale ou vraie. Mais la pneumonie n'est pas une maladie toujours identique à elle-même, et maintenant tous les auteurs y reconnaissent des variétés phlegmoneuse, érysipélateuse, etc. ; enfin il est une variété très-commune, qui tient peut-être plus de la congestion que de l'inflammation, et que l'on

a désignée plus particulièrement sous le nom de *fluxion de poitrine*
(Douillard, thèse inaug. 1863). Cette variété est aussi différente
que possible de la vraie pneumonie qui est le phlegmon pulmonaire. Or la pneumonie rhumatismale paraît appartenir à la variété fluxion de poitrine, dont elle a la bénignité, l'extensibilité
facile, la terminaison par résolution, la marche irrégulière ; ne
sont-ce pas là les caractères assignés précisément par Stoll à ses
phlegmasies rhumatismales ?

S'il est vrai que les inflammations rhumatismales appartiennent plutôt aux fluxions, c'est-à-dire aux hyperémies phlegmasiques, qu'aux vraies inflammations, c'est-à-dire aux phlegmo-
neuses, il n'y a rien de surprenant à les voir présenter une bénignité relative, une irrégularité dans la marche et la terminaison, que l'on ne rencontre pas dans les inflammations phleg-
moneuses ; et c'est ce qui a fait dire à Stoll qu'il avait aperçu
quelques différences entre elles. Tout en reconnaissant donc que
les caractères invoqués par le médecin de Vienne sont peut-être
insuffisants, nous pensons qu'on y peut trouver quelques éléments pour la solution de la question.

J. Frank a considéré l'inflammation rhumatismale comme
ayant des caractères spéciaux : « Le caractère de l'inflammation,
dit-il, qui est superficielle, très-douloureuse, fugace, et a une
grande tendance à la sécrétion de sérosités, est désignée par l'é-
pithète de *rhumatismale* » (Frank, *Pathol. int.*, trad. Bayle, t. I,
p. 176).

MM. Trousseau et Pidoux voient dans le rhumatisme aigu un
état très-différent de la vraie inflammation. Pour ces auteurs, le
rhumatisme articulaire est une phlegmasie, mais les maladies qui
lui sont congénères peuvent exister sans inflammation ; ce mode
n'est donc pas le seul que revête le rhumatisme. Il y a plus : les
phlegmasies rhumatismales elles-mêmes diffèrent absolument
des phlegmasies vraies, qu'ils appellent *franches et naturelles* : « En
effet, disent-ils, les caractères principaux de ces phlegmasies sont
d'être fixes et suppuratives ; ceux des phlegmasies rhumatismales
d'être mobiles et non suppuratives. Les premières ont une marche
calculable, une durée courte, une fin prévue et amenée par une
suite de périodes et de transformations qui s'enchaînent comme
les temps d'une fonction ; les secondes, au contraire, ne sont

point assujetties à cette marche régulière. Mobiles et irrésolubles par nature, elles sont si peu identiques avec le phlegmon qu'elles en forment le contraste, et qu'on a l'habitude de les définir en leur déniant les caractères pathognomoniques de cette sorte d'inflammation» (*loc. cit.*, p. 541). Quant à l'excès de fibrine du sang, les auteurs n'en font pas un caractère absolu d'inflammation dans le rhumatisme, ils l'attribuent à une excitation vasculaire propre au rhumatisme : « Nous sommes portés à croire que, dans cette maladie, la membrane séreuse (de l'appareil vasculaire) exhale beaucoup de sérosité et qu'elle est en sympathie spéciale avec les tissus du même genre affectés plus ou moins vivement de fluxions inflammatoires rhumatismales. » Enfin la cause elle-même est différente, « car si cette affection paraît souvent sous l'influence d'un refroidissement de la peau échauffée et moite, souvent aussi il est impossible d'invoquer cette puissante circonstance. Il faut alors admettre, dans le développement de la maladie, une spontanéité spéciale, c'est-à-dire une diathèse qui fait le fond commun de toutes les affections rhumatismales. » De ces considérations, ces auteurs concluent que, dans les phlegmasies rhumatismales, il y a deux choses : rhumatisme, état inflammatoire; et ils insistent sur l'élément rhumatismal « dont le génie est la mobilité, la douleur et le fluxionnement rapide » (*loc. cit.*, *passim*).

L'inflammation, considérée en elle-même et comme abstractivement, paraît constituée par deux actes dont l'un se passe dans le système vasculaire, l'autre dans les tissus où siége la maladie. Le travail vasculaire consiste dans l'hyperémie, à laquelle s'ajoute bientôt la stase sanguine; les parties liquides du sang transsudent au travers des parois des vaisseaux, et même il se fait quelques ruptures des capillaires qui permettent l'épanchement dans le tissu de tous les éléments du sang. On conçoit que, dans ce travail complexe, tel effet peut prédominer sur les autres, suivant l'activité de la cause, l'intensité du processus, l'état antérieur du tissu, etc. C'est ainsi que l'hyperémie et l'exsudation séreuse peuvent primer les ruptures vasculaires et les apoplexies interstitielles, au point que le travail morbide soit presque identique à la congestion.

Le travail qui se passe dans le tissu consiste dans un trouble nutritif par lequel les éléments anatomiques ont un surcroît d'activité, une exagération ou une déviation fonctionnelle et subissent plus tard des modifications qui dépendent à la fois de leur altération propre et de leur infiltration par l'exsudat vasculaire.

Ces deux actes sont unis dans l'inflammation vraie. Mais ils peuvent aussi avoir une importance relative très-variable; l'un d'eux domine alors l'autre et constitue seul ou presque seul le travail pathologique; quand c'est le travail vasculaire qui est prédominant, on a ce que les anciens appelaient la *fluxion inflammatoire*, ce que nous appelons maintenant l'*hyperémie phlegmasique*; quand au contraire le travail de tissu accompagne l'hyperémie, on a la vraie inflammation, l'inflammation phlegmoneuse.

Les phlegmasies rhumatismales me paraissent appartenir au premier groupe. En effet, pour reprendre les exemples qui nous ont déjà servi, les manifestations articulaires accusent bien plus un travail vasculaire qu'un travail parenchymateux; l'exsudation séreuse est parfois très-abondante, mais les éléments du tissu ne s'altèrent ordinairement pas, et c'est ce qui explique qu'on n'observe dans ces cas ni produit solide ni pus. Que l'hyperémie vienne à céder ou qu'elle se détermine vers un autre siége, la sérosité épanchée sera rapidement résorbée, et il ne restera dans la jointure aucune trace du travail morbide.

Les phlegmasies viscérales dépendantes du rhumatisme comporteraient des réflexions analogues; et l'on peut, je crois, caractériser anatomiquement les phlegmasies rhumatismales en disant qu'elles sont surtout constituées par l'hyperémie, qu'elles ne font que toucher les tissus sans les modifier profondément, et qu'elles ne conduisent qu'exceptionnellement à l'altération organique et à la suppuration; qu'elles sont par conséquent comme intermédiaires à la congestion et à l'inflammation vraie; que ce sont, en un mot, des hyperémies phlegmasiques. Ces hyperémies s'accompagnent d'une exagération notable des sécrétions ou des exhalations locales, d'où les flux abondants qu'elles amènent, et qui sont très-caractéristiques: « Si l'on cherche, dit M. Monneret, dans le travail morbide articulaire des caractères analogues à ceux que présente l'inflammation du tissu cellulaire ou des parenchymes riches en vaisseaux, évidemment on ne les trouvera que rarement. La phlegmasie rhumatismale consiste surtout dans une congestion vasculaire, une sorte de phlegmasie érythémateuse et superficielle qui, comme on l'a dit, provoque une sécrétion morbide à la surface de la membrane synoviale... Ce qui distingue la phlegmasie rhumatismale, c'est sa forme congestive et sécrétoire. » (Thèse pour le professorat, 1851, p. 92 et 93.)

Si les caractères anatomo-physiologiques que nous venons d'étudier appartiennent bien réellement aux phlegmasies rhumatismales, les caractères cliniques doivent y répondre et se rapprocher de ceux des congestions. Le début des phlegmasies rhumatismales est brusque, on pourrait presque dire subit ; il n'est pas rare de voir par exemple les douleurs du rhumatisme articulaire surprendre brusquement un individu et acquérir d'emblée une intensité telle qu'elles lui arrachent des cris et lui rendent la station impossible, ou bien quelques heures à peine suffisent pour que les douleurs acquièrent leur maximum d'intensité, qu'une jointure saine devienne atrocement douloureuse, rouge et gonflée, et qu'il se soit fait un épanchement séreux abondant dans la synoviale. Il est rare que la maladie se détermine sur un siége unique ; elle occupe ordinairement soit plusieurs jointures, soit plusieurs organes à la fois ; la dissémination du travail morbide est dans son essence. En outre, même en n'envisageant qu'un organe en particulier, on remarque une certaine diffusion de la maladie locale ; ce caractère était déjà noté par Stoll, qui disait que l'inflammation rhumatismale attaque quelquefois une partie bien distincte, que cependant, pour l'ordinaire, elle se répand à l'entour : c'est ce qu'on observe dans le rhumatisme articulaire, où les douleurs et le gonflement s'étendent le plus souvent hors de la sphère de l'articulation. Parmi les symptômes caractéristiques de l'inflammation, il en est qui sont très-développés dans le rhumatisme aigu, ce sont la tuméfaction et la douleur ; la rougeur, au contraire, est d'ordinaire peu intense. La douleur, quoiqu'elle joue le plus souvent un grand rôle dans le rhumatisme, peut cependant faire défaut quand la maladie occupe un organe dépourvu de nerfs de sensibilité, comme le péricarde et l'endocarde (Bouillaud, loc. cit., p. 236). Lorsque le rhumatisme aigu se traduit par des manifestations phlegmasiques, la fièvre est ordinairement très-intense, et elle ne paraît pas alors avoir seulement la valeur d'une réaction sympathique éveillée par les maladies locales ; mais plutôt faire partie constituante de l'affection au même titre que ces dernières. En effet, la fièvre n'a souvent aucun rapport d'intensité avec le nombre ou la gravité des désordres locaux ; sa marche n'est nullement subordonnée à la leur, elle peut paraître avant et persister après eux, et elle ne les suit pas toujours dans leurs rémissions ; c'est ce qui permet souvent de prévoir l'apparition ou le retour d'une manifestation locale. Mais je ne veux pas insister ici sur ces différents points, parce que j'étudierai à part la fièvre rhumatismale et les symptômes qui s'y rapportent et sont fournis par l'examen du sang et de l'urine. Notons seulement l'augmentation considérable de la fibrine du sang dans les phlegmasies rhumatismales, car c'est là encore un des caractères qui les distinguent des autres phlegmasies. La marche des phlegmasies rhumatismales est très-irrégulière, et il serait difficile d'y établir les différentes périodes d'augment, d'état et de déclin, qu'on trouve dans les inflammations vraies ; soudaines dans leur apparition, elles sont mobiles et fugaces, inégales dans leur intensité, inconstantes dans leurs déterminations locales, et n'ont aucune tendance à la suppuration (Van Swieten, Trousseau et Pidoux). Paraissant appartenir aux phlegmasies les plus intenses par quelques-uns de leurs caractères (fièvre, altération du sang), elles semblent par d'autres appartenir aux phlegmasies les plus légères (état du système général, tendance à la résolution). Leur mobilité et leur superficialité, si je puis ainsi dire, font qu'elles peuvent quelquefois atteindre des organes très-importants sans entraîner toujours les accidents graves qu'on pourrait craindre (Stoll). Il faut cependant faire une exception pour le cœur ; les belles recherches de M. Bouillaud ont en effet montré quelle était la fréquence du rhumatisme cardiaque et quelle était sa gravité (Bouillaud, *loc. cit.*, p. 125 et suiv.). Enfin notons encore une dernière fois la tendance du rhumatisme à se généraliser non-seulement sur les différentes jointures, mais encore sur les autres organes de l'économie, tendance qui lui imprime le cachet de constitutionnalité ; rappelons aussi la spécialité de ses causes, sur lesquelles nous avons insisté ailleurs.

Ainsi altérations anatomiques, symptômes locaux et généraux, marche et terminaisons, causes, tout a., dans les phlegmasies rhumatismales, un caractère spécial, un cachet particulier. On peut donc dire, avec Stoll, que l'inflammation rhumatismale ne paraît pas être la même que celle que l'on peut appeler la vraie inflammation.

§ III. *Hypercrinie rhumatismale*. — Les anciens connaissaient bien ce mode, auquel ils appliquaient le nom de *flux*. Le flux était muqueux ou séreux, c'est-à-dire ayant pour siége les membranes muqueuses ou les cavités séreuses ou le tissu cellulaire. Stoll rapporte, dans sa *Médecine pratique*, plusieurs cas de ces fluxions affectant différents siéges ; c'est, pour lui, l'humeur rhumatismale qui se porte sur divers organes : sur les yeux, où elle produit l'ophthalmie séreuse ; sur les jointures, où elle produit l'hydarthrose ; sur les fosses nasales, où elle produit le coryza, etc. L'hydrothorax, l'apoplexie séreuse, n'ont pas une autre origine. (Stoll, *loc. cit.*, p. 234.)

Van Swieten, commentant l'aphorisme 1490 de Boerhaave, montre que l'étymologie de rhumatisme, comme celle de catarrhe, signifie précisément *flux*. La fluxion sur les séreuses ou sur les muqueuses produit ici le coryza et le catarrhe pulmonaire, là l'épanchement séreux articulaire.

MM. Trousseau et Pidoux notent aussi le flux parmi les modes du rhumatisme (*loc. cit.*, p. 554).

M. le professeur Monneret, dans un très-remarquable article sur l'hétérocrinie (*Path. gén.*, t. II, p. 424), a fait la part qui revient au rhumatisme dans cet acte morbide ; nous avons beaucoup emprunté à cet article.

L'hypercrinie ou flux consiste dans l'accroissement de quantité des produits normaux de sécrétion ou d'exhalation ; elle n'est donc que l'exagération d'une fonction normale. Elle peut se manifester dans trois siéges différents, où elle produit des symptômes très-distincts : dans les muqueuses, les séreuses, les glandes.

Le flux des muqueuses consiste dans la sécrétion abondante d'un liquide muqueux. Les qualités physiques de ce liquide sont modifiées quand le flux est considérable ; il devient beaucoup plus fluide que dans l'état normal. C'est là le mode le plus com-

mun du rhumatisme des muqueuses; j'en citerai comme exemples les flux nasal, intestinal, etc.

Le flux des séreuses est constitué par l'épanchement dans les
cavités séreuses du liquide, qui normalement ne fait qu'en hu-
mecter les parois. Cette hypercrinie constitue donc une variété
d'hydropisie : celle-ci ne consiste pas dans l'issue de la sérosité
du sang hors des vaisseaux par le fait d'un obstacle mécanique à
la circulation ou d'une altération du sang, mais elle résulte
d'une irritation de la séreuse insuffisante pour modifier la tex-
ture normale du tissu et n'aboutissant qu'à exagérer ses fonctions; c'est, à proprement parler, une irritation sécrétoire.
L'hydarthrose rhumatismale, les hydropisies de la plèvre, de
l'arachnoïde, du péritoine, sont des exemples très-communs de
flux séreux liés au rhumatisme.

A côté des séreuses se trouve le tissu cellulaire qui s'en rap-
proche par sa structure et ses fonctions. Le tissu cellulaire peut
aussi être le siége d'une hypercrinie qui donne alors lieu à l'œ-
dème. Quoi de plus fréquent que de voir, auprès d'une articulation affectée, un œdème qui s'étend quelquefois fort loin, qui ne
s'accompagne ni de rougeur, ni de douleur, ni d'aucune réaction
locale; à quoi l'attribuer dès lors, sinon à une irritation sécrétoire du tissu cellulaire ; n'est-ce pas là un véritable œdème actif
résultant de l'excitation fonctionnelle du tissu où il se produit?
Les œdèmes du rhumatisme ne se produisent pas seulement à la
périphérie du corps, ils peuvent aussi occuper les organes profonds : je citerai seulement comme exemple le poumon, où l'on
voit se développer de véritables poussées œdémateuses qui ont
la soudaineté d'invasion des fluxions rhumatismales (Trousseau
et Pidoux, *loc. cit.*, p. 556).

L'hypercrinie glandulaire consiste dans l'exagération de la sécrétion des glandes. La diaphorèse rhumatismale en est un exemple; elle est toujours très-abondante dans le rhumatisme aigu, et
se rencontre même en dehors de lui : nous l'avons notée parmi
les caractères de la diathèse rhumatismale.

Si l'hypercrinie existe quelquefois seule, comme acte isolé,
dans le rhumatisme, le plus souvent elle est unie à un des autres modes, congestion, inflammation ou névrose : « L'irritation
sécrétoire, dit M. Monneret, est l'accompagnement obligé de

toutes les maladies qui lèsent la circulation, l'innervation, ou la nutrition des tissus » (*loc. cit.*, p. 430). L'association de ces modes développe alors ces états morbides complexes, congestions sécrétoires, hydrophlegmasies, qui sont très-communs dans le rhumatisme; c'est à eux qu'il faut rattacher les épanchements séro-fibrineux qui se font dans les plèvres et le péricarde, par exemple, et aussi les flux abondants qui se font du côté des muqueuses. Et ce qui montre bien l'existence d'un trouble sécrétoire joint à l'élément phlegmasique dans ces maladies, ce sont les variations rapides et considérables qu'on peut observer soit dans les épanchements séreux, soit dans les écoulements muqueux.

Voyons maintenant quels sont les caractères communs aux hypercrinies rhumatismales, quels que soient le siége et le tissu où elles se développent. Les flux liés au rhumatisme ont un début brusque; ils acquièrent un développement souvent énorme : ainsi, en quelques heures, un épanchement séreux peut occuper et distendre une articulation, la cavité pleurale et péricardique; un écoulement muqueux des fosses nasales peut d'emblée être abondant, sans avoir été précédé de la période de sécheresse qu'on trouve dans le coryza ordinaire; ces flux demeurent souvent latents, excepté quand le produit est excrété au dehors, parce qu'ils ne s'accompagnent d'aucune réaction locale; c'est ainsi que des épanchements séreux énormes peuvent se produire sans que le malade éveille l'attention du médecin, et alors même que les troubles fonctionnels sont très-développés; ils ont une mobilité extrême; on les voit émigrer d'une articulation à l'autre, d'une séreuse à une muqueuse; ils paraissent quelquefois critiques, c'est-à-dire qu'à leur apparition, on voit s'éteindre des manifestations aiguës qui étaient dans leur plein développement; peut-être faudrait-il voir dans ce fait, non une crise, mais un simple déplacement de la maladie; ils ont peu de tendance à devenir chroniques, à moins qu'ils ne soient entretenus par une lésion locale de tissu, et, dans certains cas, ils disparaissent avec une grande rapidité. Plusieurs de ces caractères sont, comme nous le verrons, communs à toutes les manifestations de rhumatisme aigu.

Je citerai ici deux cas de rhumatisme aigu dans lesquels on

voit prédominer les accidents qui se rapportent au mode que je viens d'étudier. Le premier, que je dois à mon excellent collègue et ami, le Dr Lemaire, me semble être un bel exemple d'hydropisie aiguë rhumatismale.

Le 4 novembre 1864, Gaucher (Alfred), âgé de 11 ans et demi, est amené, le matin, à l'hôpital des Enfants et placé dans le service de M. Bouvier. Il arrive de Bicêtre et a fait le trajet partie à pied, partie sur les épaules de son père ; il est extrêmement fatigué et anhélant ; sa face présente une bouffisure considérable et ses lèvres sont violacées. D'après les renseignements que donne son père, G..... a déjà eu, il y a un an, un rhumatisme articulaire aigu généralisé ; depuis ce temps il a la respiration courte, est sujet aux palpitations, et a eu plusieurs fois des accès d'oppression pendant la nuit.

Quatre jours avant son entrée, à la suite d'un refroidissement, il s'est aperçu qu'il était enflé : l'enflure, qui s'était développée très-rapidement du soir au matin, n'a cessé de s'accroître depuis, et elle s'est accompagnée d'une dyspnée également croissante, présentant des exacerbations surtout la nuit. En même temps ont apparu des douleurs dans les deux genoux.

On constate l'existence d'une anasarque assez considérable. Il y a un peu de gonflement des genoux, mais il est difficilement appréciable parce qu'il se perd dans le gonflement général du membre. Les douleurs des genoux s'exaspèrent notablement par la pression. Le malade est oppressé jusqu'à l'orthopnée, sa voix est enrouée, et il a une petite toux quinteuse sans expectoration. La percussion de la poitrine donne de la matité à la base des deux poumons, surtout à droite ; à l'auscultation, on ne peut presque rien distinguer à cause de la faiblesse de la respiration ; cependant on entend quelques râles disséminés de bronchite, et à la base des deux poumons quelques râles sous-crépitants assez fins, sans aucun souffle. Il y a aussi des palpitations violentes et de l'anxiété précordiale ; le pouls est très-fréquent et faible. L'examen du cœur ne révèle rien d'anormal ; il ne peut d'ailleurs être fait d'une manière suffisante. Les urines sont examinées : elles ne contiennent pas d'albumine.

En présence de ces symptômes et en raison de la rapidité du développement de la dyspnée survenue dans le cours d'une anasarque, on conclut à l'existence d'un œdème pulmonaire aigu, de nature rhumatismale (saignée de 250 grammes ; vésicatoire ammoniacal et sinapismes ; eau-de-vie allemande 15 grammes). La saignée est suivie d'une amélioration très-sensible dans les phénomènes thoraciques ; le sang qu'elle a fourni n'est pas couenneux.

Le soir, le malade est sensiblement mieux. Il peut parler sans grande difficulté, et il confirme les détails donnés par son père sur sa maladie ; il dit de plus que les trois dernières nuits il a été tourmenté par de très-vives démangeaisons qui , jointes à sa dyspnée, lui ont ôté tout sommeil ; il n'a remarqué sur son corps aucune rougeur ni ampoule. Sur la face, on remarque des plaques très-nettement accusées d'érythème papuleux ; ce qui fait présumer que les démangeaisons des jours précédents étaient dues sans doute à de l'urticaire, et ce qui confirme encore dans l'opinion que les autres accidents sont de nature rhumatismale. L'anasarque est notablement moins considérable.

Le lendemain matin, 5 novembre, le mieux se maintient ; le malade a dormi assez bien , et il n'a pas eu de démangeaisons. L'érythème de la face est presque effacé. Le pouls est un peu moins fréquent ; on ne trouve rien au cœur, dont les battements sont très-énergiques, sans irrégularité. La respiration, toujours très-embarrassée , l'est cependant beaucoup moins que la veille. La sonorité de la poitrine, normale à gauche , est amoidrie dans le tiers inférieur droit ; ce qui tient peut-être à la déclivité, le malade étant couché sur le côté droit. La respiration s'entend partout ; il n'y a pas de souffle, même à droite ; on retrouve encore des râles de bronchite disséminés, et des râles sous-crépitants assez fins à la base des deux poumons.

La journée se passe assez bien ; et, contrairement aux premières prévisions, on commence à espérer.

Mais, le 6 novembre, tout est changé : la nuit a été très-mauvaise. La dyspnée est redevenue violente , elle s'accompagne d'une anxiété précordiale extrême, et le malade dit qu'il se sent mourir. Les battements du cœur sont tumultueux, le pouls conserve une certaine force. La matité thoracique a notablement augmenté à droite.

L'anasarque n'a pas augmenté. On fait prendre un vomitif qui ne produit pas d'effet. Quelques instants après , le malade meurt, sans doute à la suite d'une syncope.

L'*autopsie* est pratiquée le lendemain. On remarque des sugillations veineuses répandues sur toute la surface du corps , principalement aux membres inférieurs.

Dans l'abdomen, on trouve de la sérosité sanguinolente dans le péritoine, et une congestion passive des viscères abdominaux, notamment des reins qui sont peut-être un peu moins consistants que normalement.

La cavité des deux plèvres contient un épanchement séro-sanguinolent , plus abondant à droite où il y a près d'un demi-litre de liquide ; du même côté, on remarque quelques flocons albumino-fibrineux nageant dans la sérosité. Les bronches contiennent un mucus spumeux peu abondant ; leur muqueuse est médiocrement congestionnée. Les deux poumons sont lourds ; quelques morceaux détachés de leur base se précipitent au fond de l'eau. Leur couleur est d'un gris rougeâtre. Ils ne sont granuleux ni à la coupe ni à la déchirure ;

leur consistance est un peu diminuée. Ils contiennent une grande quantité de sérosité infiltrée.

Le péricarde contient une petite quantité de sérosité sanguinolente. Le ventricule droit contient un caillot fibrineux peu dense, et se prolongeant très-peu dans l'artère pulmonaire, et aussi quelques caillots noirs et mous. Le cœur gauche contient aussi quelques caillots décolorés. Il n'y a aucune lésion aux orifices, sauf une coloration rouge, comme ecchymotique, de l'une des valvules sigmoïdes de l'aorte. Le cœur n'est pas sensiblement augmenté de volume. Les vaisseaux périphériques ne présentent rien à noter.

Il n'y a rien dans le crâne, qu'un peu d'épanchement séreux de l'arachnoïde.

Les accidents observés chez ce malade ne peuvent être rattachés ni à une maladie du cœur ni à une albuminurie. Tout porte à les rattacher à une affection rhumatismale aiguë à forme hypercrinique. Je signalerai surtout les déterminations thoraciques sur la plèvre et le poumon, qui me paraissent des types d'hydrophlegmasie.

Dans le fait suivant, nous retrouvons encore l'hypercrinie, non plus des tissus séreux, mais des muqueuses.

M..... (Adolphe), 32 ans, employé des chemins de fer, entre, le 25 avril 1864, à l'hôpital Necker, dans le service de M. Lasègue.

Cet homme, de constitution moyenne, blond, à peau très-blanche, de tempérament lymphatico-nerveux, a eu pour la première fois, à l'âge de 20 ans, un rhumatisme aigu qui a duré un mois, et a envahi toutes les jointures et le cœur (il ne reste pas de trace de la maladie cardiaque). Il ne connaît pas de rhumatisants dans sa famille. Depuis cette maladie, la santé de M..... a été bonne. Au milieu de mars 1864, il a été repris d'un rhumatisme qui a occupé les différentes jointures et a été aigu pendant une vingtaine de jours. Depuis ce temps, il ne s'est pas rétabli complétement : il conserve de la roideur dans les membres, du malaise général ; c'est ce qui l'a décidé à entrer à l'hôpital où nous l'observons.

Le malade se plaint particulièrement des genoux, des cous-de-pied, des poignets. Ces jointures ne présentent ni gonflement, ni rougeur, ni douleurs tant que le malade reste immobile ; mais les mouvements sont pénibles, limités et un peu douloureux. Il n'y a pas de fièvre ; rien au cœur. — Douches de vapeur ; 2 portions.

Jusqu'au 6 mai, il ne survient rien de particulier : l'amélioration a été graduelle, et les jointures sont presque revenues à l'état normal. Dans l'après-midi, presque subitement et sans cause appréciable,

M..... s'est senti pris de malaise général, de courbature, et il a éprouvé quelques frissons ; puis sont survenus des éternuments répétés, un enchifrènement très-pénible avec une écoulement muqueux très-abondant et très-fluide par les narines, une céphalalgie intense dans la partie moyenne du front. En même temps, le malade a éprouvé de la gène de la déglutition et une sensation de chaleur dans l'arrière-gorge.

Le lendemain, 7 mai, la face est rouge, surtout au niveau du nez qui est un peu gonflé ; l'écoulement nasal est encore très-abondant. Les yeux sont rouges et larmoyants. L'isthme du gosier et l'arrière-gorge sont le siége d'une rougeur peu intense accompagnée d'un gonflement très-appréciable de la muqueuse ; la déglutition est douloureuse ; les amygdales, qui ne sont pas tuméfiées, sont recouvertes de mucosités peu adhérentes. La fièvre est vive, la peau chaude, le pouls à 112. Il y a de la constipation.

Le 8, la fièvre n'a pas diminué : le coryza et l'angine sont un peu moins intenses, il n'y a pas de changement extérieur appréciable. La constipation est remplacée par un peu de diarrhée. Les genoux et les pieds redeviennent un peu douloureux.

Le 9, il n'y a plus ni coryza ni angine : le gonflement du nez, le flux nasal, la gène de la déglutition, ont complétement cessé ; à l'examen de la gorge, on ne trouve plus qu'un peu de tuméfaction œdémateuse de l'isthme du gosier. Il y a encore eu de la diarrhée. Les membres inférieurs sont moins sensibles ; mais les poignets sont fortement pris : rougeur, gonflement, un peu d'épanchement dans les synoviales. La fièvre se maintient, la peau est chaude et moite, le pouls bat 112. La nuit a été mauvaise, sans sommeil, avec un peu d'agitation délirante. — Vératrine, 8 milligrammes en 2 pilules.

10 avril, les membres inférieurs et le poignet gauche sont complétement dégagés, mais le membre supérieur droit est pris en totalité : épaule, coude, poignet ; ce dernier surtout est gonflé et rouge. La fièvre a diminué ; la peau est chaude et humide, le pouls à 104. La diarrhée a complétement cessé. — Même traitement.

Le 12, le membre supérieur droit n'est plus douloureux ; le poignet est encore un peu gonflé. La fièvre est nulle. — Suppression de la vératrine.

Le 15, la guérison est complète, et le malade commence à se lever.

§ IV. *Névrose rhumatismale.* — On voit assez souvent se développer, dans le cours du rhumatisme et sous son influence, des maladies que l'absence complète de lésions, la marche et l'expression symptomatique ne permettent de rattacher à aucun des modes que nous venons d'examiner. La maladie consiste tout entière dans un trouble fonctionnel, et ce trouble lui-même ne peut être attribué qu'à une perturbation du système nerveux, à une névrose.

La névralgie, la paralysie, la convulsion et le délire, sont les formes les plus habituelles de la névrose rhumatismale; mais les autres troubles de la sensibilité, du mouvement et de l'intelligence peuvent aussi en être l'effet.

J'aurais voulu essayer de tracer les caractères généraux de ce mode comme je l'ai fait pour les autres; mais les expressions symptomatiques sont si variées, si différentes, suivant la partie de l'appareil nerveux qui est atteinte, le diagnostic en est si difficile, si souvent même impossible, quand il s'agit de distinguer la névrose pure des maladies congestives et inflammatoires du système nerveux, qu'il m'a semblé impossible de trouver dans ces manifestations multiples des caractères communs à toutes les névroses rhumatismales. Je préfère donc renvoyer ce que j'ai à en dire au moment où je m'occuperai du rhumatisme du système nerveux.

CHAPITRE III.

SIÉGE DES MANIFESTATIONS RHUMATISMALES.

Tous les organes peuvent être atteints de rhumatisme, les auteurs sont à peu près d'accord sur ce point : articulations, muscles, viscères, téguments, vaisseaux et nerfs, peuvent être le siége de la détermination rhumatismale. Mais y a-t-il un tissu qui soit exclusivement affecté ? Là commencent les divergences : les uns localisent le rhumatisme dans le tissu fibreux, d'autres dans le tissu séreux, d'autres encore pensent que tous les tissus indifféremment peuvent en être le siége.

Les anciens auteurs ont considéré le rhumatisme comme une maladie des tissus fibreux surtout; ils n'attachaient pas d'ailleurs une grande importance à cette localisation. C'est surtout dans le siècle actuel qu'on a voulu établir le siége précis des maladies rhumatismales.

Chomel et Requin placent le rhumatisme dans les tissus

fibreux et musculaires. Ce siége est tellement absolu, d'après ces auteurs, qu'il peut servir de criterium pour admettre ou rejeter la nature rhumatismale de plusieurs maladies; ainsi, à propos des manifestations viscérales : « Nous ne reconnaissons, disent-ils, de rhumatismes intérieurs que là où se trouve un tissu musculaire ou fibreux » (*loc. cit.*, p. 374). Et quand ils sont en présence d'une maladie qu'ils reconnaissent rhumatismale, ils cherchent dans l'organe atteint du tissu fibreux, et le trouvent même au prix d'analogies parfois un peu forcées; ainsi, à propos de l'odontalgie : « Les dents, disent-ils, paraissent être sujettes à des douleurs de nature rhumatismale; et peut-on s'en étonner? l'émail dentaire ne se rapproche-t-il pas du tissu fibreux par sa structure, et n'est-il pas à l'ivoire de la couronne ce que le périoste est aux os? n'y a-t-il pas là d'ailleurs une sorte d'articulation? » (p. 415). Les mêmes auteurs admettent une névralgie d'origine rhumatismale, mais ce ne saurait être un rhumatisme des nerfs, parce que « le tissu des nerfs est essentiellement différent de celui des muscles » (p. 418).

M. le professeur Bouillaud, tout en admettant « qu'il est peu de tissus, s'il en est réellement, qui soient tout à fait à l'abri des atteintes de la maladie dont il s'agit » (*loc. cit.*, p. 4), tend néanmoins à considérer le tissu séreux ou ses dérivés comme le véritable siége du rhumatisme : « De même que nous démontrerons que le rhumatisme, soit qu'il occupe les parties extérieures, les articulations entre autres, soit qu'il réside dans les organes intérieurs, le cœur par exemple, sévit plus essentiellement encore sur les tissus séreux que sur les tissus fibreux, qui ne se prennent en quelque sorte qu'en raison de leurs rapports avec ces tissus séreux; ainsi des faits non moins positifs et non moins concluants prouvent que le rhumatisme dit *musculaire*, soit extérieur, soit intérieur, affecte moins directement, et, si l'on peut ainsi dire, moins immédiatement, moins primitivement, le tissu musculaire que le tissu cellulaire intermusculaire, d'où il peut se propager, et envahir non-seulement les fibres musculaires elles-mêmes, mais le périoste, le tissu cellulaire sous-périostique et le tissu osseux lui-même » (p. 3). Les savantes recherches de M. Bouillaud ont singulièrement éclairci plusieurs points de l'histoire du rhumatisme; elles ont définitivement démontré que dans le rhumatisme articulaire ce sont surtout les synoviales qui sont affectées, que le rhumatisme viscéral est très-fréquent, et qu'il a surtout son siége dans les membranes séreuses d'enveloppe des organes. Mais nous pensons que cet auteur a été au delà de ce qu'indiquent les faits quand il a considéré le tissu cellulaire ou séreux comme le siége primitif de toutes les maladies rhumatismales. Certes le tissu cellulaire est très-répandu dans l'économie, à peine citerait-on quelques organes qui en soient dépourvus; on peut croire par conséquent qu'il est primitivement affecté dans le rhumatisme; mais ce n'est là qu'une hypothèse, je dirai même une hypothèse peu probable, et que, en tout cas, les faits ne justifient pas. S'il existe un rhumatisme de la peau, des muqueuses, des nerfs, etc., comment le faire résider dans le tissu cellulaire?

J'arrive à l'opinion d'après laquelle le rhumatisme peut se développer dans tous les tissus de l'économie, bien que quelques-uns soient son siége de prédilection. Stoll, Barthez, MM. Trousseau, Monneret, Pidoux, etc., considérant le rhumatisme comme une maladie générale susceptible de déterminations diverses, ne pouvaient chercher à localiser les manifestations multiples dans tel tissu à l'exclusion des autres.—Toute la substance est affectée : l'affection se traduit par des manifestations variées quant à leur mode, variées quant à leur siége. La détermination morbide a lieu vers tel appareil ou vers tel organe; elle pourra être plus développée dans un tissu que dans l'autre, mais c'est là une question secondaire; tous les tissus, comme tous les organes, peuvent être envahis par la maladie. Et cependant, comme toutes les maladies diathésiques, le rhumatisme a ses manifestations ordinaires et communes qui constituent le grand côté de l'affection. Le rhumatisme articulaire et cardiaque, ou, en spécialisant plus encore, le rhumatisme des séreuses domine par sa fréquence toutes les autres formes (Bouillaud); le rhumatisme musculaire et fibreux lui dispute la première place en s'associant à lui dans un grand nombre de cas (Chomel, Requin); puis viennent, au second plan, toutes les autres déterminations locales : du côté des nerfs, de la peau, des muqueuses, etc. Ce qui caractérise et spécifie une maladie rhumatismale, ce n'est pas son siége dans tel organe ou dans tel tissu, ce n'est pas non plus le mode ou la forme qu'elle revêt, c'est sa cause, sa marche, son évolution.

CHAPITRE IV.

MARCHE DU RHUMATISME AIGU.

Après avoir établi comment nous entendions le rhumatisme aigu, cherché ses causes et les conditions d'opportunité de son développement, examiné les différents modes que peuvent revêtir les maladies qui en dépendent, les siéges multiples que ces maladies peuvent occuper dans les différents organes et les différents tissus, nous devons jeter un coup d'œil d'ensemble sur le rhumatisme aigu, chercher quelle est sa marche ordinaire, quels sont les caractères communs à toutes les manifestations qui en dépendent. C'est sur cette étude que repose le diagnostic.

La *marche* du rhumatisme aigu est difficile à tracer ; car l'irrégularité est un des attributs de l'affection qui nous occupe, et, de plus, il n'est rien de plus variable que son évolution suivant les individus, les âges, les saisons, la constitution médicale, etc. Cette dernière condition paraît surtout avoir une grande influence ; en effet, tandis que dans certains moments on voit les rhumatismes, à la manière des maladies les plus aiguës, suivre une marche rapide et arriver en peu de temps à une heureuse solution, on les voit à d'autres époques s'éterniser indéfiniment, au moment où on pourrait presque les croire sur le point de se terminer, par des manifestations affaiblies et incomplètes. Cette forme a pu être observée assez souvent dans ces dernières années. Au milieu des variations nombreuses de l'affection, on a peine à distinguer des périodes que l'on puisse retrouver au lit du malade ; cependant, en ne prenant que les cas ordinaires, il est possible d'établir trois périodes de début, d'état et de déclin.

Le rhumatisme aigu débute généralement au milieu de la santé ; il n'est pas, comme la plupart des autres affections diathésiques, annoncé par un trouble général de l'économie qui semble préparer, élaborer la maladie future. Ici le début est brusque. La première période de l'affection est très-variable, et les deux éléments qui la constituent, état général et déterminations locales, sont diversement associés.

D'après la plupart des anciens auteurs, la maladie commencerait par des symptômes généraux. « Elle commence, dit Sydenham, par un frisson, qui est suivi de chaleur, d'inquiétude, de soif et des autres symptômes de la fièvre. Après un ou deux jours et quelquefois plus tôt, il survient une douleur cruelle.....» (*Médecine prat.*, t. I, p. 421, édit. Baumès.) MM. Chomel et Requin disent aussi que la manifestation des symptômes locaux est devancée par une fièvre d'invasion, qui est d'autant plus longue et plus intense que la maladie doit être plus étendue et plus violente ; « ces préludes, ajoutent-ils, sont sans aucun doute le produit de cette cause occulte qui va bientôt dévoiler son caractère spécial en se fixant sur les articulations. » (*Loc. cit.*, p. 169.)

D'après M. Bouillaud, au contraire, ce mode de début serait le plus rare, et la maladie débuterait par les symptômes locaux : ceux-ci étant, pour l'éminent professeur, la cause de la réaction générale, doivent naturellement paraître avant elle. « La raison nous enseigne que les phénomènes locaux doivent précéder les phénomènes généraux ou réactionnels, et partant la fièvre, comme la cause doit précéder l'effet, bien que, dans un bon nombre de cas, l'effet suive la cause de si près que l'intervalle qui les sépare ne puisse être, si j'ose le dire, saisi que par l'œil de l'entendement. » (*Loc. cit.*, p. 284.)

Pour nous, nous pensons que l'on doit admettre les deux formes de début dont nous venons de parler, et nous les avons très-positivement observées toutes deux. Tantôt en effet, au moment où la maladie commence, l'économie affectée traduit sa souffrance par du malaise, de la courbature, de la fièvre; avant de se déterminer vers un organe en particulier, l'affection s'exprime par un trouble général qui doit aboutir à la maladie locale. Dans d'autres cas, la scène morbide s'ouvre par les phénomènes locaux, bientôt suivis de la fièvre et des autres symptômes généraux. Du reste, il s'en faut de beaucoup que les deux ordres de phénomènes soient dans un rapport constant d'intensité, ce qui montre qu'ils sont jusqu'à un certain point indépendants l'un de l'autre, et qu'ils doivent être considérés tous deux comme des manifestations de l'affection générale. Nous les examinerons donc successivement.

Dans la période initiale du rhumatisme aigu, les déterminations locales offrent souvent une singulière mobilité qui me semble n'être indiquée que d'une manière incomplète dans les auteurs. Je m'explique : avant de se fixer sur quelques jointures, il arrive souvent que le rhumatisme aigu erre, pour ainsi dire, sur différents organes et sur différents tissus. Ainsi il est assez commun de voir une angine, un coryza, une diarrhée, précéder de quelques jours les manifestations articulaires ; ces différentes maladies appartiennent bien au rhumatisme, elles en ont tous les caractères, et la simple considération de leur coïncidence ou de leur alternance avec la maladie articulaire fait reconnaître leur nature. Les exemples de cette forme sont fréquents, et j'en trouverais un grand nombre dans les traités de M. Bouillaud, de Chomel et Requin, et dans les ouvrages des anciens auteurs ; j'en citerai plus tard quelques-uns qui me sont personnels. Si j'insiste dans ce moment sur ce fait, c'est qu'il me paraît fournir un argument sérieux à ceux qui considèrent le rhumatisme comme une affection générale pouvant envahir tous les organes et tous les tissus. Il est certain que le rhumatisme a plus de tendance à occuper les jointures que tout autre organe, nous ne saurions trop le répéter ; mais il semble qu'avant de se porter sur elles et de s'y fixer, il occupe tout l'organisme, et en effet on le voit souvent se manifester d'abord sur le pharynx, les fosses nasales, les bronches, l'intestin. Ces déterminations sont fugaces et passagères ; elles disparaissent dès que la maladie a atteint les articulations, et le plus ordinairement elles ne quittent plus ce dernier siége pour se porter ailleurs, parce qu'elles ont trouvé là leur vrai terrain.

S'il est rare de voir un rhumatisme aigu intense quitter les articulations pour envahir un autre organe, il est fréquent qu'il se traduise d'abord par des manifestations extra-articulaires qui indiquent la diffusion primitive de l'affection. En n'envisageant même que les cas où la maladie se porte d'emblée sur les articulations, il est ordinaire de voir les douleurs et les autres symptômes locaux occuper d'abord toute la continuité d'un membre avant de se limiter dans une jointure. Ainsi le rhumatisme qui doit occuper un genou commence souvent par être répandu sur toute la cuisse ; il semble, dans ce cas, résider d'abord dans les masses musculaires adjacentes à l'articulation. En résumé, à son début, le rhumatisme aigu se traduit souvent par des manifestations locales multiples, vers différents organes, avant d'aboutir à la maladie articulaire, qui est sa manifestation la plus commune et la plus caractéristique.

Les symptômes généraux, qu'ils aient précédé les manifestations locales ou se soient développés en même temps qu'elles, sont d'ordinaire très-marqués dès le début ; le malaise est extrême et souvent il y a comme un endolorissement de tout le corps. L'excitation circulatoire et l'excitation nerveuse sont portées à un haut degré : la première se traduit par un état d'éréthisme du cœur et des vaisseaux, dont les impulsions sont vives et fréquentes ; la seconde se manifeste par des douleurs diffuses ou limitées, inconstantes et fugaces, par de la céphalalgie, de l'agitation nocturne. Les fonctions cutanées s'exagèrent ; la sensibilité peut être exaltée jusqu'à l'hyperesthésie ou la dermalgie ; la stimulation sécrétoire amène des sueurs profuses abondantes. Sous cette influence et aussi par le fait de l'hyperémie cutanée, il se développe des irruptions diverses : sudamina, érythèmes, miliaire, roséole, etc. L'appareil digestif est peu troublé, à moins qu'il ne soit le siége de quelque détermination rhumatismale ; la langue est humide et naturelle, mais la soif est vive et il y a de la constipation ; l'urine est peu abondante et foncée en couleur, ce qui est dû sans doute à l'état fébrile et à l'augmentation des sécrétions cutanées. On le voit, ce qui domine dans cette période initiale du rhumatisme aigu, c'est la stimulation vasculaire, nerveuse et sécrétoire, stimulation diffuse encore et indéterminée, mais pouvant cependant aboutir à ces localisations fugaces, mobiles, incomplètes, dont nous avons parlé tout à l'heure.

Après un temps variable, la maladie se constitue définitivement, et on arrive à la période d'état. D'ordinaire, deux ou trois jours suffisent pour que cette période soit confirmée ; toutefois il n'est pas rare que ce ne soit qu'après un septénaire et plus. La maladie suit alors une marche à peu près continue ; les symptômes locaux et les généraux sont ordinairement proportionnés l'un à l'autre et marchent parallèlement. La fièvre est continue ;

cependant il y a des paroxysmes quotidiens revenant toutes les nuits, et c'est souvent pendant leur durée que le rhumatisme change de siége ou envahit des parties qu'il avait jusque-là respectées. Les déterminations locales sont loin d'avoir, dans cette période, la continuité des symptômes généraux : on peut les voir cesser tout d'un coup, en sorte que la maladie locale paraît complétement guérie ; si ce sont les jointures, par exemple, qui sont prises, les douleurs peuvent les abandonner brusquement, et pourtant la fièvre persiste, bien qu'il ne se soit développé aucune maladie interne. Dans ces cas, on peut prévoir le retour de manifestations locales du côté des jointures, du cœur ou de tout autre organe.—L'apparition de ces manifestations nouvelles peut précéder la disparition des anciennes ou coïncider avec elles ; dans ce cas, quelques auteurs ont voulu expliquer le déplacement par une action révulsive ; la maladie nouvelle efface la maladie ancienne et se substitue à elle. Mais sous l'influence de quelle force a lieu ce développement spontané de la maladie nouvelle, si ce n'est par le fait de l'état de l'économie, de l'affection ? En supposant donc que la théorie de l'action révulsive pût expliquer la disparition d'un acte morbide quand un autre acte est survenu, elle ne saurait rendre compte du développement de ce second acte. Il y a plus : en dehors des cas où deux manifestations se succèdent dans les conditions que nous venons d'examiner, il y a ceux où l'on observe un intervalle même assez long entre elles et où le seul lien qui les unisse est l'état général qui traduit l'affection. Ici la théorie révulsive est évidemment insoutenable. Tout s'explique au contraire facilement si on considère le rhumatisme comme une affection générale ; les déterminations locales diverses que l'on voit alterner et se succéder pendant son cours sont simplement les actes successifs et variés du même état morbide. — C'est vraiment un des caractères les plus curieux du rhumatisme aigu que cette mobilité, cette diffusion de la maladie : un organe est sérieusement atteint, c'est une articulation, un muscle, un poumon ; il semble qu'il faudra un long temps pour que les lésions qu'on constate disparaisse et que l'organe revienne à sa structure première ; et voilà que, en quelques instants, tout ce désordre local a disparu : la scène morbide s'est portée ailleurs, dans un autre siége, où elle n'aura pas plus de fixité que dans le premier. N'est-on pas obligé de reconnaître, sous ces actes mobiles et fugaces, un état morbide permanent qui les régit?

Après un temps plus ou moins long arrive la période du déclin. Ici encore nous rencontrons cette variabilité des autres périodes : tantôt en effet l'affection se juge rapidement par un brusque passage de la maladie à la santé; tantôt elle se prolonge longtemps et même indéfiniment par le passage à l'état chronique. Les phénomènes généraux cèdent d'ordinaire avant les symptômes locaux, ce qui tendrait encore à prouver qu'ils n'en sont pas l'effet.

Le rhumatisme aigu peut se terminer de plusieurs manières très-différentes. La résolution est la terminaison la plus ordinaire; tantôt elle arrive par la diminution graduelle des symptômes jusqu'à leur disparition complète; tantôt elle a lieu tout d'un coup : c'est la terminaison par délitescence. Dans ce dernier cas, il ne faut pas ordinairement croire à une guérison définitive : l'acte pathologique actuel est terminé, mais l'affection est encore en puissance et va se traduire par d'autres manifestations. Assez souvent, dans le rhumatisme aigu, la terminaison heureuse est due à l'apparition de quelques phénomènes critiques : « La terminaison critique du rhumatisme aigu, dit Scudamore, est très-communément accompagnée par un dépôt de sédiment couleur rose dans l'urine, ou par une légère diarrhée, ou par une transpiration générale modérée. » (Scudamore, *Traité de la goutte et du rhumatisme*, trad. Deschamps; Paris, 1820, p. 618.)

Les phénomènes dont il s'agit ont ceci de particulier qu'ils appartiennent au rhumatisme dont ils sont souvent des symptômes; on pourrait donc les considérer comme des manifestations nouvelles de l'affection, qui ont pour effet de juger la maladie à laquelle ils se substituent. — La terminaison par métastase, admise sans conteste par tous les anciens auteurs, n'est guère acceptée de nos jours. Sans doute il n'est plus possible de dire, avec Stoll, que l'humeur rhumatisante quitte un organe pour se transporter sur tel ou tel autre, car l'existence de cette humeur et son déplacement sont deux hypothèses. Mais, si l'on entend simplement dire que, durant le cours d'une maladie, il s'en dé-

veloppe une autre qui efface l'ancienne, assurément il n'est rien
de plus commun, de plus ordinaire dans le rhumatisme. A quoi
est dû ce déplacement de la maladie? Question insoluble qui n'en
laisse pas moins subsister le fait exprimé par le mot de métastase; si donc on veut s'en tenir au fait et ne pas prendre ce mot
pour une explication, nous accepterons la métastase comme très-
fréquente dans le rhumatisme. Pour nous, du reste, qui considé-
rons le rhumatisme comme susceptible de revêtir divers modes
et d'envahir différents siéges, nous ne voyons dans ces métastases que des déterminations successives de la même affection.
La métastase n'est pas une terminaison du rhumatisme, c'est
simplement un changement d'expression, un nouvel acte du
même état morbide. Elle peut se présenter sous deux formes :
tantôt en effet la maladie ancienne se résout rapidement, on dit
alors qu'il y a métastase; tantôt elle persiste, et il y a coïncidence
des deux maladies. Il est certaines manifestations du rhumatisme
qui se développent ainsi d'une manière intercurrente, sans que
le plus souvent la maladie primitive soit en rien influencée;
c'est ce qui est particulièrement vrai pour le rhumatisme cardiaque, ainsi que l'a démontré M. le professeur Bouillaud. En
résumé, la métastase rhumatismale n'est qu'un changement dans
les effets locaux de l'affection. Au point de vue du pronostic, sa
valeur varie suivant la gravité relative des différents actes qui se
succèdent.

Enfin, le rhumatisme aigu peut passer à l'état chronique, mais
alors il perd la plupart de ses caractères. Ce n'est plus cette affection active, mobile, dont les manifestations se déplacent et revêtent des formes nombreuses; c'est une affection lente, tenace,
qui se localise sur un organe, sur un tissu, et en amène la désor-
ganisation : le travail local, au lieu d'être superficiel et de tendre
à la résolution, devient profond, continu.

Deux organes paraissent surtout être le siége de ces manifestations aiguës devenant chroniques : ce sont les articulations et le
cœur, les deux siéges de prédilection du rhumatisme. C'est surtout aux belles recherches de M. le professeur Bouillaud qu'on
doit de connaître les effets désastreux du rhumatisme cardiaque :
il semble, comme l'a dit M. Chauffard, qu'en se fixant sur les sé-

reuses de cet organe, l'inflammation rhumatismale perde de sa mobilité, de son inconstance fluxionnaire, de son innocuité relative. (Thèse citée, p. 40.)

La convalescence du rhumatisme aigu a aussi son intérêt particulier. Il n'est peut-être pas de maladie aiguë qui laisse après elle une aussi grande débilité. Quel qu'ait été le traitement employé, on constate, au déclin de l'affection, tous les signes d'une extrême anémie : décoloration des tissus, souffles cardiaques et vasculaires étrangers à toute lésion organique. Quelques jours de maladie suffisent pour amener cet état ; et, sans nier l'importance du rhumatisme de l'appareil circulatoire dont nous nous occuperons ailleurs, nous le croyons insuffisant pour produire seul de pareils effets. Cette faiblesse, qui marque la convalescence du rhumatisme, est un signe du trouble général et profond de toute l'économie.

En terminant cet aperçu rapide du rhumatisme aigu envisagé en général, je veux résumer en quelques mots ses caractères les plus essentiels.

La *mobilité* est un des traits les plus saillants, et nous avons eu déjà bien des fois l'occasion de le signaler : il n'est pas en effet d'état morbide où ce caractère soit plus accusé. Les déterminations locales sont fugaces ; elles se déplacent avec une facilité et une rapidité surprenantes : «C'est un caractère marqué du rhumatisme, dit Scudamore, de changer promptement son siége, et la diminution de l'inflammation et de la douleur dans une partie ne fait que préparer le chemin à quelques symptômes dans de nouvelles parties» (*loc. cit.*, p. 617). On trouve dans la plupart des affections constitutionnelles cette propriété d'envahir tous les organes et tous les tissus ; mais, dans toutes, les maladies ont un siége plus ou moins déterminé, suivant la phase de l'évolution morbide à laquelle elles appartiennent, et il y a dès lors un certain ordre dans les manifestations successives ; celles-ci appartiennent à des périodes différentes. Dans le rhumatisme aigu, au contraire, on rencontre dès le début cette mutabilité. Van Swieten avait déjà établi cette distinction quand il disait : «Verum quidem est « quod in podagra, morbus etiam diversos articulos, et varia « loca corporis aggrediatur ; ast, hoc observatur ubi jam invete-

« ravit morbus ; in rhumatismo hoc fit , et in morbo incipiente »
(*Comment.*, p. 597).

A côté de la mobilité, il faut signaler la *diffusion* des maladies
rhumatismales. Elles occupent en effet plusieurs sièges à la fois,
et dans chacun d'eux la maladie n'a pas cette limitation précise
qu'on trouve souvent dans les maladies d'une autre origine.
Cette diffusion est une des preuves les plus saisissantes de la constitutionnalité de l'affection : comment, si l'on n'invoque un
état morbide général, s'expliquer que la maladie soit ainsi am-
bulante, qu'elle envahisse successivement tant d'organes soit
semblables, soit différents ? Si l'on refusait d'admettre cette influence, il faudrait donc supposer l'intervention successive de la
même cause à des époques rapprochées, et démembrer une attaque de rhumatisme en une série de maladies indépendantes
les unes des autres : « La diffusion successive de la maladie sur
la plupart des articulations est un phénomène dont nous sommes
loin de bien connaître encore toutes les conditions. Pourquoi, la
cause déterminante ayant cessé, le mal envahit-il des articulations primitivement respectées ? De nouvelles influences du même
genre, quoique moins intenses, mais secondées par l'état du
sujet, interviennent-elles dans le phénomène dont il s'agit ? »
(Bouillaud, *loc. cit.*, p. 258.)

L'*irrégularité* dans la marche paraît se rattacher aux deux caractères précédents. Il est naturel en effet qu'une maladie dont
les manifestation, sont si changeantes ne puisse pas suivre un
cours régulier ; aussi les différentes périodes que nous avons es-
sayé de tracer sont-elles un type un peu fictif susceptible de varier singulièrement.

La *douleur* est un des éléments capitaux du rhumatisme aigu.
Constituant souvent à elle seule toute la manifestation locale
dans ce qu'on a appelé les douleurs comme synonymes de rhumatisme, elle fait partie des autres manifestations, et y joue un
rôle si important qu'elle sert souvent à faire reconnaître la nature rhumatismale de la maladie.

Quant au processus des manifestations rhumatismales, il se
distingue par le *fluxionnement rapide* : congestions et œdèmes
brusques, poussées sécrétoires, névralgies soudaines et souvent

fugaces ; tels sont les actes essentiels du rhumatisme aigu. Il n'est certainement pas d'affection où les théories humorales aient eu un plus beau champ : ne semble-t-il pas qu'on voie, comme disait Stoll, une humeur subtile s'insinuer dans les jointures, se répandre dans les membres, dans les parenchymes, dans les nerfs, et y causer des désordres nombreux et variés ; si l'on voulait ne voir dans cette théorie qu'une image, il ne saurait y en avoir de plus séduisante, je dirais presque de plus fidèle.

DEUXIÈME PARTIE

Des diverses manifestations du rhumatisme aigu.

Les actes morbides qui traduisent le rhumatisme aigu sont de deux ordres : ce sont, d'une part, des actes locaux que l'on doit considérer comme les déterminations locales de l'affection ; d'autre part, des phénomènes généraux qui expriment le trouble de toute l'économie.

Dans la grande majorité des cas, les déterminations locales et les troubles généraux sont simultanés et ont une marche parallèle ; ils s'élèvent et décroissent ensemble, et représentent par leur degré l'intensité même de l'affection. Les maladies locales sont-elles intenses, nombreuses, étendues, la réaction générale se montre vive, puissante ; la fièvre est-elle très-développée, les déterminations locales arrivent en grand nombre, elles sont violentes et sévères. Dans ce concours de phénomènes qui se maintiennent dans un rapport constant, il est impossible de dire quel est l'élément dominant, à plus forte raison si l'un d'eux est primitif et régit tous les autres.

Mais, si les phénomènes locaux et les phénomènes généraux sont ordinairement proportionnés, il n'est pas rare de les trouver associés dans des rapports différents : ici c'est la fièvre qui domine, et à côté d'elle on ne trouve que des localisations insignifiantes ; là ce sont les symptômes locaux qui sont prépondérants, la fièvre est presque nulle. Les uns peuvent exister à l'exclusion des autres, durant tout le cours de l'affection ou seulement une de ses phases : on doit donc considérer ces deux éléments comme deux expressions, deux manifestations du même état morbide et les étudier à côté l'un de l'autre.

Pour faire l'analyse des différents actes que comprend le rhumatisme aigu, il faudrait, d'une part, passer en revue tous les appareils, les organes et les tissus, et voir comment s'y comporte le rhumatisme ; d'autre part, étudier les phénomènes généraux qui constituent ce qu'on a appelé la *fièvre rhumatismale*.

Dans l'impossibilité où je suis de parcourir un champ aussi vaste, je me bornerai à une étude succincte de la fièvre rhumatismale et à un aperçu rapide des manifestations locales.

CHAPITRE I.

FIÈVRE RHUMATISMALE.

Il arrive quelquefois que le rhumatisme aigu se traduise seulement par une maladie générale, *totius substantiæ;* qu'il ne se détermine ni sur les articulations, ni sur tout autre organe, ou que les déterminations locales soient tout à fait disproportionnées à l'intensité de l'affection : celles-ci, mobiles, fugaces et incomplètes, ne sont que comme une imparfaite ébauche des maladies rhumatismales confirmées. Ici se trouvent réunis les actes multiples dont peut se composer le rhumatisme aigu, mais ils ne sont qu'indiqués, comme si la dissémination même du mal en avait, dans chaque appareil, atténué les effets, et lui avait, pour ainsi dire, fait perdre en intensité ce qu'il gagnait en surface.

Assez souvent il se fait, par intervalles, une sorte de tentative de localisation ; c'est une jointure, c'est un muscle qui devient douloureux, c'est la gorge qui se prend ; mais bientôt la tentative avorte, et la maladie, reprenant son allure première, n'aboutit qu'à des manifestations incomplètes et irrégulières.

Au milieu de ce désordre symptomatique, il est pourtant un appareil dont le trouble domine celui de tous les autres par sa fréquence et son intensité : c'est l'appareil circulatoire. M. le professeur Bouillaud a fait ressortir toute l'importance de ce trouble auquel il rapporte la fièvre rhumatismale : « Nous enseignons que la fièvre rhumatismale sans rhumatisme se rattache le plus souvent à l'existence d'une endocardite ou d'une endopéricardite rhumatismale... Nous tenons compte aussi de quelques autres accompagnements du rhumatisme, moins fréquents, il est vrai, que le précédent, qui peuvent exister en son absence ou bien exister en même temps que lui. (*Loc. cit.*, Préface, p. 16.) La

cause ou l'influence dont il s'agit (le froid) s'appliquant le plus
souvent à un grand nombre de points à la fois et à l'économie
presque tout entière, ce n'est pas ordinairement une seule articulation ou un seul muscle, mais plusieurs ; ce ne sont pas seulement les parties extérieures, mais aussi plusieurs organes intérieurs, spécialement le cœur et l'appareil vasculaire tout entier
qui se prennent, et de là cette grande fièvre dite *rhumatismale* »
(p. 5). M. Pidoux a insisté aussi sur l'importance de la détermination cardiaco-vasculaire dans la fièvre rhumatismale : « J'ai
observé souvent, dit-il, la fièvre rhumatismale sans affections
articulaires, jamais sans l'affection spéciale du cœur » (*Union médicale*, 1861, t. X, p. 392). Cependant M. Pidoux admet la fièvre
rhumatismale en dehors de toute détermination locale : « Les
symptômes généraux des maladies arthritiques sont arthritiques
eux-mêmes; la fièvre arthritique, par exemple, est une fièvre
toute spéciale, et on peut la diagnostiquer indépendamment de
l'existence actuelle de toute affection arthritique localisée» (*Ibid.*,
p. 588).

Quoi qu'il en soit, et tout en tenant grand compte de la localisation fréquente qui se fait sur l'appareil sanguin, on peut en-
tendre, ce me semble, par fièvre rhumatismale : une maladie
aiguë, dépendante du rhumatisme, caractérisée par de la fièvre,
un trouble général de toutes les fonctions, et souvent des manifestations locales ordinairement mobiles, fugaces et incomplètes. Telle est à peu près la définition de J. Frank, qui l'a bien
décrite (*Pathol. int.*, trad. Bayle, t. I, p. 171).

La fièvre rhumatismale est souvent précédée pendant quelques
jours par un sentiment de fatigue, de lassitude spontanée et
d'endolorissement de tout le corps. Puis surviennent de petits frissons interrompus souvent par une chaleur incommode et des
sueurs parfois très-abondantes; ces accès reviennent surtout le
soir et pendant la nuit. Après quelques joues de ces malaises, la
maladie est définitivement constituée. La fièvre est vive : l'éléva-
tion de température du corps est sensible à la main et au ther-
momètre; la peau est moite, souvent même des sueurs profuses,
aigres et odorantes, inondent le corps du malade sans qu'elles
soient provoquées ni par la température extérieure, ni par des
couvertures exagérées ; on voit parfois survenir des éruptions di-

verses, sudamina, érythèmes; le pouls est fréquent, développé, fort et vibrant, accusant l'éréthisme du système artériel périphérique. L'action cardiaque est excitée : l'impulsion du cœur est vive et puissante, donnant à la main un choc énergique, elle est incommode pour le malade; le premier bruit est exagéré. Le sang tiré de la veine est remarquable par une couenne abondante. La langue est rouge, pourtant humide; la soif est vive. La déglutition est quelquefois gênée et même douloureuse, sans que l'examen de la gorge révèle rien d'anormal. Il y a de la constipation, alternant parfois avec de la diarrhée. La respiration est normale, à moins qu'elle ne soit embarrassée par des douleurs occupant les parois de la poitrine, ou par un certain degré de congestion pulmonaire. Les urines sont peu abondantes et rouges ; elles laissent déposer, par le repos, un sédiment urique abondant; leur contact irrite la vessie, qui quelquefois présente un certain degré de catarrhe, et leur émission s'accompagne d'ardeur dans le canal de l'urèthre. Cependant, les douleurs du début n'ont fait qu'augmenter ; çà et là, sur divers points, la pression provoque des douleurs qui paraissent siéger dans les jointures, les muscles, la peau, les organes profonds et les viscères. Ces douleurs se font sentir alternativement dans différentes parties du corps, et se portent tout d'un coup d'un endroit dans un autre, laissant subitement leur premier siége dans son état d'intégrité et parfaitement indolore (Frank). La céphalalgie est opiniâtre ; elle s'exagère durant les nuits qui se passent sans sommeil dans une agitation pénible.

La maladie peut ainsi suivre son cours, sans aboutir à aucune détermination locale; et, après un temps variable, tantôt quelques jours seulement, tantôt une, deux, trois semaines et au delà (Frank), elle se termine souvent par un phénomène critique, une sueur abondante, un flux intestinal ou autre. La fièvre tombe alors, et avec elle tous les symptômes locaux ou fonctionnels; mais le malade entre seulement en convalescence; il est faible, pâle, anémié. L'auscultation révèle chez lui des souffles cardiaques et vasculaires étrangers à toute lésion organique, témoignant une débilité qu'on ne saurait expliquer ni par la durée de la maladie, ni par le traitement employé. Cette débilité, que nous avons déjà signalée, est un des traits caractéristiques du rhumatisme aigu.

La fièvre rhumatismale, telle que nous venons de la décrire, est un acte morbide dans lequel dominent les symptômes généraux qui appartiennent aux fièvres, tandis que les manifestations locales sont reléguées sur un plan secondaire. Elle contient comme en germe tous les actes locaux du rhumatisme; mais ceux-ci demeurent indécis, mal caractérisés. Pourtant il est assez commun, durant son cours, de voir apparaître quelques localisations, ordinairement éphémères, qui se détachent par intervalles et font comme un certain relief sur le fond uni de la maladie; celles-ci, bien que leur importance soit secondaire, méritent toute l'attention du médecin, parce qu'elles aident singulièrement au diagnostic. Souvent, dans ces cas, le cœur et les artères sont atteints, et l'endo-péricardite se montre en dehors de toute autre manifestation rhumatismale; ailleurs c'est une douleur musculaire, une angine, une fluxion pulmonaire, une diarrhée; souvent plusieurs de ces actes successivement.

CHAPITRE II.

DÉTERMINATIONS LOCALES.

Sous ce titre, nous comprenons les actes morbides locaux qui peuvent se développer sous la dépendance du rhumatisme aigu. Ces actes, qui peuvent être produits par d'autres causes, empruntent cependant d'ordinaire à leur origine quelque chose de spécial, en sorte que la maladie de provenance rhumatismale, quelle qu'elle soit, doit pouvoir être distinguée de la même maladie d'origine différente. Mais, il faut l'avouer, il y a là des caractères difficiles à saisir, et souvent le sens médical est appelé à remplacer les caractères de certitude qui font défaut; souvent aussi il faut s'appuyer sur l'existence antérieure, actuelle ou ultérieure de quelque maladie manifestement rhumatismale pour reconnaître la nature d'une manifestation douteuse. Il reste encore bien des lacunes que peut-être l'avenir pourra combler.

Je suivrai, dans cet exposé rapide des déterminations rhumatismales, l'ordre anatomique, parce qu'il me semble avoir l'avantage de rapprocher les uns des autres les actes morbides qui se ressemblent le plus, et que d'ailleurs il est souvent impossible, au lit du malade, de reconnaître autre chose que l'organe ou l'appareil malade, et de dire quel est le tissu affecté et le mode pathogénique que revêt la maladie.

§ I. *Rhumatisme des articulations.* — La maladie articulaire est de beaucoup la plus commune et la plus caractéristique des déterminations locales du rhumatisme aigu. Aussi a-t-elle absorbé presque toute l'attention des pathologistes modernes qui se sont occupés avec beaucoup de soin du rhumatisme articulaire et du rhumatisme musculaire, aux dépens des autres manifestations que l'on a reléguées à leur suite, sous les noms de complications, d'accompagnements, au lieu d'y voir des expressions différentes de la même affection.

Je ne puis m'arrêter au rhumatisme articulaire, dont l'histoire est mieux exposée que je ne saurais le faire dans les traités spéciaux et les livres élémentaires. Tout ce que j'avais à en dire a trouvé place dans la première partie de ce travail.

§ II. *Rhumatisme des muscles.* — Après le rhumatisme des articulations, celui des muscles est le plus fréquent.

Il est caractérisé par une douleur fixe ou vague, qui a son siége dans la substance musculaire, et qui augmente par les mouvements et par la pression. Cette douleur s'exagère par intervalles, et surtout pendant la nuit; elle n'est pas limitée, comme la douleur névralgique, à quelques points circonscrits, mais elle est étalée, diffuse, occupant tout un muscle ou tout un groupe musculaire. On ne trouve dans les régions douloureuses ni chaleur, ni rougeur, ni gonflement. La contractilité est diminuée, parfois même abolie.

Le rhumatisme musculaire est une des déterminations les plus fréquentes dans le début du rhumatisme aigu; nous avons déjà noté qu'il précédait souvent les déterminations articulaires, et qu'il faisait partie de la fièvre rhumatismale. On l'observe plus rarement dans la période d'état, surtout quand les articulations sont fortement prises. Il est rare aussi de le voir se substituer à

4

un rhumatisme articulaire de quelque intensité. Les maladies rhumatismales avec lesquelles on le voit coïncider ou alterner le plus souvent sont, si je puis ainsi dire, des manifestations d'un ordre moins élevé, telles que des névralgies et quelques déterminations viscérales.

Chez les enfants, le rhumatisme musculaire, et surtout le torticolis, se rencontre très-souvent; et chez eux il alterne avec d'autres maladies rhumatismales, telles que les inflammations du cœur et la chorée, qui ne l'accompagnent que très-rarement chez l'adulte. En voici un cas que je dois à mon collègue M. Lemaire :

R..... (Pierre), âgé de 11 ans, entre, le 9 juillet, à l'hôpital des Enfants malades. Cet enfant a eu une première atteinte de rhumatisme articulaire généralisé à l'âge de 8 ans; peut-être y a-t-il quelques antécédents de rhumatisme chez ses parents. A son entrée, R........, qui souffrait depuis quelques jours de toutes les jointures, a un torticolis, et il présente en outre des mouvements choréiques assez prononcés. Le cœur est aussi affecté : souffle rude au premier temps, à la pointe.

Au bout de trois jours, sans aucun traitement, le torticolis disparaît; il revient le 20 juillet; on enveloppe le cou de ouate et on le tient dans l'immobilité. Le torticolis disparaît de nouveau, pour revenir le 6 août une troisième fois, et ne durer que trente-six heures. Durant tout ce temps la fièvre a été presque nulle; les symptômes cardiaques, qui sont liés sans doute à la première attaque de rhumatisme, sont demeurés stationnaires; la chorée, qui n'a été en rien influencée par les alternatives du torticolis intercurrent, disparaît avec la dernière atteinte de rhumatisme musculaire, et, le 15 août, l'enfant sort complétement guéri.

Le rhumatisme musculaire est une des moins graves des maladies rhumatismales aiguës; sa durée est habituellement courte, mais il est très-sujet à récidiver.

Tous les muscles peuvent être atteints de rhumatisme; ceux du péricrâne, du cou, de la poitrine, des lombes, le sont plus souvent que les autres; et la maladie y a reçu des noms particuliers : torticolis, pleurodynie, lumbago. On a signalé aussi quelques cas de rhumatismes occupant les muscles des paupières, des yeux (Stoll, Chomel), de la paroi abdominale, le diaphragme. Voici un exemple de rhumatisme de la paroi abdominale :

Un jeune homme de 19 ans entre à l'hôpital Saint-Antoine le 6 mars 1863, dans le service de M. Xav. Richard, alors remplacé par M. Em. Vidal. Ce garçon, dont la mère est rhumatisante, a déjà eu, à l'âge de 14 ans, un rhumatisme aigu intense, à manifestations articulaires et cardiaques. Depuis une quinzaine de jours il éprouvait du malaise, de la courbature, des douleurs de côté et des battements de cœur ; on lui avait appliqué des ventouses scarifiées.

Deux jours avant son entrée, le malade a été pris de douleurs articulaires qui ont successivement envahi toutes les jointures. Celles-ci sont rouges, gonflées ; la fièvre est vive. En même temps le ventre est devenu le siége de douleurs aiguës, atroces, résidant dans les parois. Nous constatons une rétraction marquée des parois abdominales, et une sensibilité extrême à la palpation, surtout au niveau des muscles droits qui sont rétractés et se dessinent sous la peau ; il y a de la constipation, la soif est vive, la langue sèche ; pas de vomissements. Il existe aussi des douleurs à la partie postérieure du cou, qui est tenu immobile.

Le lendemain matin, nous trouvons le malade dans la même situation ; il a eu cette nuit des sueurs profuses, abondantes. — On applique six ventouses scarifiées sur le ventre, et on administre un purgatif.

Deux jours après, 9 mars, le ventre était indolore, le cou presque dégagé ; les articulations étaient fortement prises ainsi que le cœur, et la maladie prenait la marche d'un rhumatisme aigu ordinaire, qui ne fut terminé que le 20 mars.

Ce rhumatisme, que Chomel désigne sous le nom de préabdominal, mérite une mention spéciale, parce qu'il pourrait être pris pour une péritonite. Le rhumatisme du diaphragme est rare comme le précédent. Je l'ai vu dans un cas accompagné d'une paralysie, marquée surtout dans le côté droit du diaphragme : aussi voyait-on l'hypochondre droit se déprimer pendant l'inspiration, au lieu de faire saillie comme du côté gauche, et comme cela a lieu normalement ; le malade éprouvait une sensation pénible et douloureuse à la base de la poitrine pendant l'inspiration.

Le rhumatisme musculaire est-il une inflammation ou une névrose ? Beaucoup d'auteurs l'ont considéré comme une phlegmasie occupant soit le tissu musculaire lui-même, soit le tissu cellulaire intermusculaire ; mais l'absence de rougeur, de chaleur et de gonflement, la rareté de la terminaison par suppuration, si tant est qu'elle existe, l'absence de fièvre, doivent faire élever quelques doutes sur le caractère inflammatoire de cette maladie. D'autre part, la diffusion de la douleur, sa continuité, les exacerbations qu'elle présente dans les mouvements, la séparent aussi des névralgies ordinaires. Donc, que l'on considère le rhumatisme musculaire comme une inflammation ou comme une névrose, il faut y reconnaître des caractères spéciaux qui le séparent des inflammations franches, des névroses légitimes.

§ III. *Rhumatisme du tissu cellulaire et de ses dérivés.* — Ce rhumatisme coïncide souvent avec celui des articulations, et il n'y a pas lieu de s'en étonner : nous avons vu que l'affection rhumatismale avait pour lieu d'élection de ses manifestations les jointures; mais le rhumatisme articulaire n'est lui-même qu'un cas particulier, le plus commun, il est vrai, de la détermination rhumatismale sur les tissus séreux. En dehors des articulations, où se trouvent réunis tous les dérivés du tissu cellulaire, on peut voir la fluxion morbide se localiser sur les divers éléments qui dérivent de ce tissu : membranes synoviales, grandes séreuses, périoste, membranes fibreuses, etc. La maladie rhumatismale ne change pas, à proprement parler, de siége : ce sont les mêmes éléments anatomiques qui sont atteints, mais dans un lieu autre que les articulations. Les déterminations locales dont il s'agit ont donc, comme l'a démontré M. le professeur Bouillaud, la plus grande affinité avec le rhumatisme articulaire.

Le *rhumatisme du tissu cellulaire* proprement dit appartient à ces phlegmasies congestives et sécrétoires dont nous avons déjà parlé. Il est caractérisé par un gonflement œdémateux accompagné de douleur, de chaleur, et quelquefois d'une rougeur érythémateuse de la peau ordinairement peu intense. C'est cette fluxion sur le tissu cellulaire qui produit en partie le gonflement dans le rhumatisme articulaire; ce gonflement et l'œdème dont il est le signe ne sont pas toujours proportionnés à la violence de la maladie arthritique, et il n'est pas rare de les voir, dans des cas légers où le rhumatisme est localisé, spécialement sur les petites jointures des mains ou des pieds, acquérir un grand développement, s'étendre bien au delà des articulations atteintes. Si on comprime avec un doigt les parties tuméfiées, on détermine une empreinte qui ne s'efface que lentement. Cet œdème diffère de l'œdème goutteux par la rougeur de la peau et la douleur qui l'accompagnent.

L'œdème rhumatismal ne se rencontre pas seulement autour des jointures affectées d'arthrite ou dans leur voisinage; on peut l'observer en dehors de la sphère des articulations, comme manifestation rhumatismale indépendante. J'ai vu un cas de ce genre en 1863, à l'hôpital Saint-Antoine, dans le service de M. Xav. Richard.

C'était chez un homme de 37 ans, estampeur, qui entrait à l'hôpital pour une troisième attaque de rhumatisme aigu. Les deux attaques précédentes avaient aussi présenté quelque manifestation insolite avant le développement des déterminations articulaires. Une première fois le malade, âgé alors de 12 ans, avait présenté des symptômes de catarrhe vésical et de cystite du col. Guersant l'avait sondé, croyant à un calcul qui n'existait pas ; le soir même, les jointures étaient atteintes de rhumatisme articulaire aigu généralisé. La deuxième attaque, il y a deux ans, fut précédée d'une fluxion à la joue gauche, qui dura quelques jours, et au déclin de cette maladie survint un rhumatisme articulaire et cardiaque qui dura trois mois. Depuis l'âge de 25 ans, le malade a un psoriasis disséminé sur tout le corps. Ce fut pour la troisième attaque qu'il entra, le 7 mai, à Saint-Antoine, où je l'ai observé. La maladie actuelle date de huit jours : elle a débuté par du malaise général et une fluxion à la joue, qui est survenue spontanément, sans être provoquée par une cause appréciable, et qui a duré trois jours ; à cette fluxion succéda un lumbago pour lequel on appliqua un vésicatoire. En dernier lieu les articulations furent envahies; et au moment de l'entrée nous constatons un rhumatisme articulaire fébrile étendu à un grand nombre de jointures. Cette dernière maladie suivit la marche ordinaire, et aucune détermination nouvelle ne se fit.

Ainsi, dans ce cas, nous voyons deux attaques successives de rhumatisme aigu être précédées d'une fluxion à la joue qui ne peut être considérée que comme une congestion hypercrinique active du tissu cellulaire, de nature rhumatismale. Van Swieten a rapporté plusieurs cas de ce genre (*Comment.*, in *Aphor.* 1491), et l'observation 94 du traité de M. Bouillaud est analogue à celle que viens de citer.

On a même signalé des cas d'œdème étendu à tout un membre ou même à la totalité du corps, et qui seraient d'origine rhumatique, comme le démontre la localisation ultérieure de la ma-

ladie sur les jointures (Storck, cité par Van Swieten, *loc. cit.*).
« Lorsque, dit Jos. Frank, la maladie envahit tout le corps et en
même temps les muscles et les articulations, tout le corps est
le siége d'une tuméfaction blanche, et le moindre attouchement
est extrêmement douloureux » (*Traité de pathologie interne*, t. II,
p. 418). Je sais que quelques auteurs ont voulu rattacher ces
œdèmes à une phlébite ou à une albuminurie, mais tous les cas
ne comportent pas cette interprétation, et, d'après d'autres auteurs, il y aurait certaines hydropisies étrangères à ces causes,
vraiment idiopathiques et dépendant seulement de la détermination du rhumatisme sur le tissu cellulaire (Monneret, cours de la
Faculté). J'ai observé, il y a six mois, dans le service de M. Lasègue, à l'hôpital Necker, un cas qui me paraît ne pas comporter
d'autre interprétation.

T..... (Gabriel), âgé de 40 ans, journalier, entre à l'hôpital le 22 novembre 1864. Cet homme, de forte constitution, a déjà été affecté de
rhumatisme articulaire il y a deux ans. Il est malade depuis trois
jours, et se plaint de douleurs dans les membres inférieurs occupant
les jointures et la continuité des jambes ; la station est impossible. On
constate une tuméfaction légère des genoux et des cous-de-pied, avec
un peu de rougeur ; la pression provoque une douleur modérée dans
ces articulations ; mais ce qui attire spécialement l'attention, c'est
un empâtement occupant les deux jambes, très-marqué au niveau des
mollets et surtout à droite ; la palpation est rendue presque impossible par les douleurs excessives qu'elle provoque. Dans les parties
tuméfiées, la peau est tendue, rénitente, sans altération de couleur ou
avec une rougeur insignifiante. La fièvre est vive ; le pouls fréquent,
très-développé et brusque ; l'examen du cœur ne révèle rien d'anormal. Le diagnostic demeure indécis entre un phlegmon de la jambe
droite et un rhumatisme aigu ; on ajourne le traitement.
Le lendemain 24 novembre, il n'est survenu aucun changement dans
les symptômes locaux, et la fièvre persiste. Le malade se plaint en
outre d'un peu d'oppression, la respiration est accélérée, et on trouve
dans la poitrine de la rudesse du bruit respiratoire et quelques râles
crépitants disséminés ; la poitrine est peu sonore à la percussion. La
face est rouge et animée, la peau est chaude et moite. — Une saignée
de 500 grammes est prescrite, mais elle n'a pu être faite dans la
journée.
Dans la nuit du 24 au 25, la dyspnée augmente graduellement ; il
s'y joint une céphalalgie gravative avec étourdissements. L'interne de
garde est appelé, et constate les signes d'une congestion intense vers

les poumons et vers la tête. La face est rouge, les yeux sont injectés et larmoyants, la parole embarrassée, la dyspnée est vive, et à la base du poumon droit il y a de la matité et de nombreux râles crépitants. — Une saignée de 500 grammes est pratiquée.

Le 25 novembre, les accidents de la nuit se sont notablement amendés, mais il reste encore un peu de lourdeur de tête ; la dyspnée a diminué ; on constate l'existence d'une congestion pneumonique étendue à tout le lobe inférieur droit. Les douleurs et la tuméfaction des membres inférieurs ont sensiblement diminué, la fièvre est moindre. Le caillot de la saignée est recouvert d'une couenne épaisse, consistante, courbée en godet.

Le 26, purgatif.

Le 27, la tuméfaction des jambes a presque disparu, la congestion pulmonaire a diminué, mais le malade accuse une douleur dans le poignet gauche, et à ce niveau on constate de la rougeur et du gonflement.

Les choses demeurent en cet état pendant trois jours.

Le 1er décembre apparaît un nouveau symptôme ; c'est une douleur violente à la base du thorax, au niveau des attaches du diaphragme du côté droit ; cette douleur, qui s'exaspère dans les mouvements d'inspiration, s'accompagne d'immobilité de l'hypochondre droit et même de dépression dans l'inspiration. Aucun signe du côté du poumon, de la plèvre ou du foie, n'en pouvait rendre compte, nous l'avons rattachée à un rhumatisme du diaphragme. Ces symptômes persistèrent deux jours, disparurent graduellement, et furent la dernière manifestation de la maladie.

Le 12 décembre, le malade partait pour Vincennes.

Voilà donc un cas dans lequel on voit se succéder plusieurs actes morbides, œdème aigu des jambes, congestion vers le poumon et vers le cerveau, douleur avec paralysie du diaphragme, dont la nature rhumatismale paraît suffisamment indiquée par les manifestations articulaires qui se sont montrées deux fois durant leur cours.

Le *rhumatisme des synoviales* ne se localise pas exclusivement dans les synoviales articulaires, il peut siéger aussi dans les bourses tendineuses. Outre que celles-ci participent souvent au travail morbide qui se passe dans les jointures, elles peuvent être le siége unique de la détermination ; c'est ce qu'on voit dans le cas suivant, que je dois à l'obligeance de M. Laroche, externe des hôpitaux.

V....., âgé de 32 ans, employé des chemins de fer, fut atteint pour la première fois, en mai 1863, d'un rhumatisme aigu qui se localisa sur les genoux, les épaules et les coudes. Cinq mois plus tard, il fut repris des mêmes accidents.

Le 25 mars 1864, V..... est admis à l'hôpital Saint-Antoine dans un service de médecine pour un rhumatisme du genou droit; mais, comme le genou seul était pris et que l'épanchement y était devenu considérable, le malade est adressé à M. le professeur Jarjavay, et il passe dans le service de chirurgie le 31 mars.

Le 2 avril, au moment où M. Jarjavay veut examiner le genou, siége de l'épanchement, il reconnaît que le liquide contenu dans cette articulation a complétement disparu. Le malade appelle alors l'attention sur une tumeur douloureuse qui s'est développée à la partie externe et inférieure de la jambe. On reconnaît que cette tumeur est constituée par un épanchement liquide qui s'est fait dans la gaîne des péroniers latéraux.

Le 3, cet épanchement a disparu après une durée de deux jours; le coude et l'épaule sont légèrement pris.

Trois jours après, le malade demandait sa sortie.

Le *rhumatisme des grandes séreuses* est bien plus commun que le précédent; il occupe le péricarde, la plèvre, l'arachnoïde, le péritoine. Je reviendrai sur celui des trois premiers organes à propos des appareils auxquels ils correspondent; je ne dirai ici que quelques mots du rhumatisme péritonéal. Cette maladie est rare : on lui a donné pour signes des douleurs et des coliques violentes, accompagnées de constipation, et la cessation rapide de tous ces accidents (Monneret); peut-être le rhumatisme du péritoine peut-il quelquefois être l'origine d'une ascite, comme on voit l'hydarthrose succéder au rhumatisme articulaire. M. Chauffard a observé, en 1862, plusieurs pelvi-péritonites qu'il a considérées comme étant de provenance rhumatismale. Ces péritonites partielles reconnaissaient pour cause l'action directe des occasions morbides propres au rhumatisme; elles avaient pour signes tous ceux que l'on a attribués à la pelvi-péritonite (Bernutz), et s'accompagnaient d'une fièvre vive; toutes se terminèrent par une résolution, quelquefois très-rapide. « Toutes les conditions pathogéniques ordinaires de ces lésions se trouvant écartées (maladies des organes génito-urinaires, état puerpéral), n'étions-nous pas, ajoute M. Chauffard, amenés fatalement à l'affection rhumatismale comme cause affective et productrice de la maladie ? La constitution médicale régnante, la nature des conditions provocatrices, l'évolution de la maladie, la résolution franche de ces inflammations redoutables, tout cela ne nous conduisait-il pas à admettre dans ces inflammations le caractère rhumatismal ?..... Il y a plus, et la preuve directe du génie propre de la maladie nous a été traduite une fois par des manifestations fugitives, mais cependant distinctes et pathognomoniques. Chez l'une de nos malades en effet, vers le quatrième jour de la maladie, en même temps que s'apaisaient les douleurs abdominales, se manifestèrent des douleurs articulaires dans les genoux et dans les articulations tibio-tarsiennes ; la malade disait que ces douleurs avaient remplacé celles du bas-ventre. Ces manifestations arthritiques ne se maintinrent pas, il est vrai ; le lendemain du jour où nous les constatons, elles avaient presque disparu, et la pelvi-péritonite réveillée reprenait sa marche ; mais celle-ci fut rapide et conduisit promptement à une solution parfaite. L'influence rhumatismale n'a-t-elle pas apparu dans ce cas sous sa forme régulière, et, pour avoir été passagère, cette manifestation perd-elle toute signification ? Nous ne le pensons pas. » (Chauffard, *Archives gén. de méd.*, juin 1863, p. 662.)

Le *rhumatisme fibreux* envahit les parties fibreuses péri-articulaires, les aponévroses, le périoste, les membranes fibreuses qui entourent les viscères ou entrent dans la composition des organes (dure-mère, sclérotique, etc.).

On doit rapporter au rhumatisme du périoste « les cas de douleurs fixées sur un os superficiel, sans aucune trace de gonflement, et apparues consécutivement ou simultanément à d'autres affections manifestement rhumatismales » (Chomel, *loc. cit.* p. 413). Le rhumatisme périostique paraît être moins rare chez les enfants que chez les adultes, et chez eux il revêt la forme franchement inflammatoire.

§ IV. *Rhumatisme de l'appareil digestif.* — En abordant l'étude des rhumatismes qu'on a appelés *viscéraux*, rappelons en quelques mots comment les auteurs les ont envisagés.

Les rhumatismes viscéraux ont été admis et décrits par les auteurs anciens : ils considéraient la maladie comme fixée sur un

organe quand celui-ci était le siège d'une douleur supposée névralgique et d'un mouvement fluxionnaire qui paraissaient d'o-
rigine rhumatismale ; ils prenaient l'organe souffrant dans son
ensemble, et ne cherchaient point l'élément anatomique affecté.
Les auteurs modernes ont voulu préciser davantage et ont localisé le rhumatisme dans les tissus musculaires, fibreux et séreux.
Tout en reconnaissant qu'il est quelquefois possible de fixer ainsi
l'élément anatomique attaqué par la maladie, nous pensons que
bon nombre de cas se dérobent à une détermination aussi rigou-
reuse, que quelques-uns ne sauraient être rapportés à la maladie des tissus que nous venons de nommer, et accusent manifestement un état morbide de la muqueuse par exemple ; que d'autres enfin paraissent occuper à la fois tous les éléments anatomiques
de l'organe affecté.

Dans l'appareil digestif, le rhumatisme peut occuper les différentes parties dont se compose cet appareil et les organes qui
y sont annexés. Quant aux tissus plus particulièrement atteints,
ce sont tantôt les tissus musculaires, tantôt les tissus muqueux.

Le *rhumatisme de la gorge* ou *angine rhumatismale* est une des déterminations précoces du rhumatisme aigu ; on l'observe ordinairement dans la période de début de l'attaque, avant l'apparition des autres manifestations, et elle disparaît au moment où se
développent les actes morbides plus sérieux et plus fixes qui appartiennent à la période d'état de la maladie. Elle fait partie de
ces déterminations fugaces dont j'ai déjà parlé, qui signalent
souvent le début du rhumatisme aigu. Les exemples cités par
Stoll (*loc. cit.*, p. 226), par M. Bouillaud (*loc. cit.*, p. 248), appartiennent à cette forme ; c'est elle aussi dont M. le professeur Trousseau a tracé une remarquable description (*Clin. méd. de l'Hôtel-
Dieu*, t. I, p. 455).

L'angine rhumatismale a un début brusque ; elle s'annonce
par une douleur de gorge très-vive, s'étendant vers les oreilles ;
cette douleur s'exaspère dans les mouvements de déglutition.
Parfois même la déglutition est empêchée, ce qui est dû à un certain degré de paralysie des muscles pharyngiens. En même temps
les mouvements du cou sont douloureux, et il y a souvent un peu
de torticolis. Si on examine la gorge, on voit une rougeur érythémateuse diffuse occupant toute l'arrière-bouche, et un gon-

flement œdémateux de la muqueuse , marqué surtout au niveau de la luette qui est tuméfiée et allongée. Le pharynx est humide, exempt de toute exsudation ; une des amygdales ou les deux peuvent présenter une tuméfaction plus ou moins considérable. La fièvre est vive, hors de proportion avec la légèreté de la maladie locale.

Ce qui caractérise cette angine et permet de reconnaître sa nature, c'est l'intensité de la douleur, c'est le gonflement œdémateux de la muqueuse, la dysphagie, le peu de développement des autres symptômes locaux, la fièvre.

Le diagnostic ne laisse pas que d'avoir une certaine importance, en permettant au médecin de prédire, ainsi que je l'ai vu faire plusieurs fois à un de mes maîtres, l'apparition probable et prochaine d'un rhumatisme qui va se localiser sur les jointures, les muscles, un nerf.

En effet, au bout de deux ou trois jours en général, l'angine disparaît rapidement pour être remplacée par d'autres déterminations rhumatismales. Je citerai plus loin, à propos de la sciatique rhumatismale, une observation dans laquelle la maladie commença par une angine qui fut reconnue de nature rhumatismale ; les accidents ultérieurs démontrèrent l'exactitude de ce diagnostic. En voici deux autres exemples que j'ai recueillis, l'un en 1862, dans le service de M. le professeur Monneret, l'autre en 1864, dans le service de M. Lasègue.

A..... (Antoine), âgé de 36 ans, teinturier, entre à l'Hôtel-Dieu le 28 juillet, salle Saint-Lazare, n° 4.

Cet homme a déjà eu, il y a cinq ans, un rhumatisme articulaire aigu généralisé et intense, précédé pendant cinq ou six jours d'une angine gutturale ; deux ans après, nouvelle angine qui le retient pendant dix jours à l'hôpital, mais n'est suivie d'aucune manifestation du côté des jointures. Quand nous observons ce malade, c'est la troisième fois qu'il est pris de son angine. Celle-ci est intense ; les amygdales très-tuméfiées se touchent presque au niveau de la luette ; la déglutition est presque impossible. Toute la gorge est le siége d'une rougeur luisante, et d'un gonflement œdémateux ; il n'y a ni points blancs, ni fausses membranes. La fièvre est vive (vomitif, émollients). Au bout de quatre jours, la résolution de l'angine est presque complète, la déglutition se fait presque sans douleurs, mais le malade accuse des douleurs dans les genoux et les pieds. On voit se développer un rhumatisme articulaire et cardiaque intense, qui est assez mobile et irrégulier dans sa marche, bien qu'il ne présente aucune détermination nouvelle dans son cours; la guérison n'est obtenue que vers le milieu de septembre, après six semaines de maladie.

Ainsi, chez ce malade, trois attaques de rhumatisme aigu se manifestèrent par des déterminations du côté de la gorge; deux fois, celles-ci furent suivies de rhumatisme articulaire.

La seconde observation est celle d'un homme de 28 ans, journalier, qui entra à l'hôpital Necker, le 10 mai 1864, salle Saint-André, n° 14.

Cet homme nous raconte qu'il est à peu près constamment malade depuis le mois de décembre 1863; à cette époque, il éprouva d'abord un coryza et une angine pharyngée pendant une huitaine de jours: au moment où ces maladies cessaient, il fut pris d'un rhumatisme articulaire aigu intense qui le retint deux mois à l'hôpital. Vers le mois de mars, il fut repris d'un rhumatisme subaigu, et passa une semaine à l'hôpital. Dix jours avant son entrée à Necker, il fut repris, comme au commencement de sa première attaque, de coryza et d'angine qui disparurent au bout de sept à huit jours et firent place, comme la première fois, à des douleurs dans les jointures. Le dernier rhumatisme articulaire fut peu intense, bien qu'il occupât toutes les jointures des membres; il ne dura qu'une semaine; le 23 mai, le malade sortait complétement guéri.

Il y a des individus, et j'en ai observé plusieurs, dont toutes les attaques de rhumatisme débutent ainsi par une angine, si bien qu'ils acquièrent la triste connaissance des allures habituelles de leur affection, et sont quelquefois moins embarrassés que le médecin pour reconnaître la nature de leur angine et en prévoir les suites.

Dans quelques cas, l'angine rhumatismale survient durant la période d'état d'un rhumatisme localisé sur les jointures ou ailleurs, mais ce cas est beaucoup plus rare que celui où l'angine précède les autres manifestations. Enfin je ne doute pas que quelquefois elle soit la seule détermination morbide, mais alors il est difficile de prouver sa nature.

Outre la forme que nous venons de décrire, les formes phlycténoïde et herpétique semblent pouvoir être des modalités de l'angine rhumatismale (Monneret). M. Raphaelian, cité par M. Desnos (*Nouveau diction. de méd. et de chir. prat.*, t. II, p. 463) a rapporté deux faits de ce genre, empruntés à la clinique de M. Gueneau de Mussy.

Le *rhumatisme de l'intestin*, dysentérie rhumatismale, a été surtout étudié par Stoll qui l'a encore appelé *catarrhe* ou *coryza ventral :* « La maladie était d'une variété prodigieuse, eu égard à son siége... Quelques malades éprouvèrent de continuelles douleurs dans l'abdomen, après que celles des membres eurent cessé, ou même les unes et les autres en même temps. J'ai regardé ces douleurs comme produites par un rhumatisme interne. Ceux qui eurent ainsi le ventre douloureux, eurent en même temps un flux de ventre, et rendaient fréquemment avec des tranchées et du ténesme, un mucus filant semblable à du frai de grenouille, ou comme on en trouve dans les urines des pierreux. Le mucus était quelquefois teint de sang. » Et ailleurs : « Souvent la dysentérie était précédée ou accompagnée soit d'un coryza, soit d'une angine, soit de toute autre fluxion, qui se portait ou vers la poitrine, et y formait un catarrhe, ou vers les membres, et les affectait de douleurs déchirantes... Chez quelques-uns la dysentérie se changea en rhumatisme de quelque autre partie. Par exemple, les épaules chez les uns, la nuque chez les autres, ou l'occiput ou les poignets, ou les genoux, etc., furent en proie à une douleur déchirante, les tranchées et les déjections n'ayant plus lieu. » (Stoll, *loc. cit.*, p. 226, 263, 276). Il ne paraît pas douteux, d'après cette description, que Stoll ait observé de véritables rhumatismes localisés sur les intestins ; la nature de la maladie intestinale n'est-elle pas suffisamment indiquée par la violence des douleurs qu'elle provoquait, par sa coïncidence ou son alternance avec d'autres déterminations rhumatismales ? Que Stoll ait exagéré le rôle du rhumatisme dans la production de la dysentérie, cela ne fait doute aujourd'hui pour personne ; mais peut-être tomberait-on dans une exagération contraire en niant que le rhumatisme puisse revêtir quelquefois la forme dysentérique.

MM. Chomel et Requin (*loc. cit.*, p. 395) ont rapporté une très-belle observation, dans laquelle on voit une dysentérie bien caractérisée alterner, à trois reprises différentes, dans l'espace d'un mois, avec des accidents articulaires. Et cependant, pour ces auteurs, le rhumatisme gastro-intestinal siége dans la couche musculaire de l'intestin. Comment une maladie, occupant uni-

quement ce siége sans toucher à la muqueuse, pourrait-elle
donner les symptômes de la dysentérie ?

M. le professeur Trousseau admet la dysentérie rhumatismale,
et en établit le diagnostic sur l'extrême acuité des douleurs et
principalement sur les métastases qui se produisent, en quelques
circonstances, du côté des articulations ou d'autres organes.
Dans ces cas, ajoute l'éminent professeur, « le plus souvent les
accidents rhumatismaux sont erratiques, attaquant tantôt une
partie, tantôt une autre. La poitrine peut se prendre au moment
où la dysentérie commence à se calmer ; les malades accusent
des douleurs pleurétiques, ou simplement pleurodyniques ; d'autres ont de l'oppression, de la toux et tous les signes d'un catarrhe. Ordinairement ces affections catarrhales ou rhumatismales cèdent d'elles-mêmes en très-peu de jours. » (Trousseau.)

Mais la fluxion sur l'intestin peut ne pas atteindre jusqu'à la
dysentérie, et déterminer simplement un catarrhe, une diarrhée
(Monneret, *Cours de la Faculté*, 1862). La *diarrhée rhumatismale* débute brusquement, elle s'accompagne de coliques vives, et consiste en un flux séro-muqueux parfois très-abondant. Souvent
elle alterne ou coïncide avec d'autres manifestations rhumatismales qui indiquent sa nature. J'ai rapporté un cas de ce genre
à propos de l'hypercrinie rhumatismale. En voici un autre très-
remarquable, rapporté par M. Chauffard :

Après trois ou quatre jours de maladie caractérisée par des vomissements bilieux suivis d'une abondante diarrhée, un jeune homme de
17 ans, de constitution médiocre, entre, un dimanche d'octobre 1861,
à l'hôpital de la Pitié. Lundi matin, le facies du malade est profondément altéré, pâle, exprime les souffrances abdominales ; la peau
est chaude ; le pouls, faible et précipité, bat à 120 pulsations ; la parole coûte des efforts ; le malade répond très-brièvement ou se tait
pour ne pas réveiller de pénibles douleurs dans le flanc droit ; la
diarrhée persiste ; la palpation du ventre est douloureuse, surtout au
niveau et au-dessous des fausses côtes du côté droit ; le foie, notablement augmenté de volume, dépasse de deux larges travers de doigt
le bord inférieur des côtes ; rien de notable vers les organes de la
respiration. Quinze sangsues sont placées sur la région douloureuse
de l'abdomen ; les piqûres en fluent abondamment. Cette médication
antiphlogistique amène dès le lendemain une amélioration manifeste :
la douleur est presque éteinte, le volume du foie a déjà baissé, la
diarrhée a beaucoup diminué ; néanmoins, fait essentiel à noter, la

fièvre persiste entière. (Médecine expectante.) Le lendemain mercredi, nous nous trouvons en face d'un tout autre ordre de phénomènes : le jeune malade se plaint de douleurs survenues, durant la nuit, dans les deux genoux, particulièrement dans le genou droit. Nous les trouvons tuméfiés, douloureux, avec rougeur diffuse, épanchement léger dans la synoviale ; la fièvre est plus intense. A l'auscultation, bruit de souffle rude au premier temps des bruits du cœur ; la diarrhée a entièrement cessé, les douleurs abdominales ont absolument disparu. Le jeudi, les mêmes phénomènes persistent ; en plus, le rhumatisme a envahi les deux articulations tibio-tarsiennes. (La poudre de Dower, prescrite la veille, est continuée à dose plus élevée.) Des sueurs profuses se déclarent et provoquent une éruption abondante de sudamina ; les urines, rares jusqu'ici, coulent copieuses. Sous cette influence, le pouls se calme, la chaleur fébrile s'éteint, et, malgré une nouvelle manifestation rhumatismale vers les membres supérieurs, une franche convalescence s'établit au bout de peu de jours.

« Voilà, croyons-nous, ajoute M. Chauffard, un exemple bien net de rhumatisme viscéral aigu ; l'hyperémie aiguë du foie et la diacrise gastro-intestinale en marquent les déterminations. Il est vrai que l'affection s'est convertie, après quelques jours, en rhumatisme articulaire ; mais cette conversion n'en laisse pas moins subsister la forme primitive et ne fait qu'en mieux démontrer la nature. Nous avions précédemment observé des faits analogues, mais peu d'aussi manifestes. » (Chauffard, in *Archives gén. de méd.*, p. 660, juin 1863.)

Le *foie* peut aussi être le siége des déterminations du rhumatisme aigu. Tantôt la fluxion hyperémique se caractérise simplement par l'augmentation de volume du foie et la douleur, comme on le voit dans le cas précédent ; tantôt il s'y joint un ictère plus ou moins intense, mais passager comme la congestion à laquelle il est lié.

§ V. *Rhumatisme de l'appareil respiratoire.* — Sous ce nom, nous comprendrons les déterminations du rhumatisme sur les conduits aériens (fosses nasales, canal laryngo-trachéal), sur le poumon et sur la plèvre.

Le *coryza rhumatismal* n'a guère été signalé par les auteurs ; cependant Stoll en fait plusieurs fois mention et l'a vu alterner avec d'autres localisations de l'affection rhumatismale (*loc. cit.*, p. 234). Ce coryza donne lieu d'emblée à un écoulement nasal abondant d'un liquide transparent, limpide et comme séreux. Il fait partie des accidents initiaux du rhumatisme aigu, comme l'angine, qu'il accompagne souvent. On le voit figurer dans plusieurs des faits que j'ai rapportés. Dans un cas, je l'ai vu alterner avec d'autres fluxions, du côté des muqueuses, dans le cours d'un rhumatisme articulaire.

Le *rhumatisme laryngo-trachéal* coïncide assez souvent avec le précédent ; il est caractérisé par une altération de la voix, qui est rauque et quelquefois éteinte, et par une douleur assez vive au niveau du larynx. Chomel l'a signalé et en a rapporté une observation (*loc. cit.*, p. 37 et 391). On peut rencontrer aussi des bronchites catarrhales affectant souvent la forme spasmodique.

Le *rhumatisme du poumon* a été décrit par la plupart des auteurs sous le nom de *pneumonie rhumatismale*. Nous avons déjà vu que celle-ci n'était pas une pneumonie franche, mais plutôt une fluxion congestive ; elle n'est d'ailleurs qu'une des formes du rhumatisme pulmonaire, qui peut se traduire aussi par des fluxions séreuses.

La fluxion de poitrine rhumatismale est caractérisée par une invasion brusque, une dyspnée considérable dès le début, une toux quinteuse, pénible, accompagnée de douleurs dans les parois de la poitrine ; une expectoration de crachats visqueux peu ou point colorés. Elle est ordinairement très-étendue, occupant la totalité d'un lobe et même un poumon tout entier ; elle est mobile, et quelquefois on la voit changer de siége et passer d'un poumon à l'autre ; elle donne lieu à une matité peu considérable : à l'auscultation, on n'entend que des râles crépitants ou sous-crépitants mêlés d'un souffle peu intense. Ces signes, beaucoup moins développés que dans la vraie pneumonie, disparaissent rapidement sans laisser après eux la moindre trace de leur passage, tandis que dans la pneumonie franche on voit persister quelquefois pendant longtemps de la rudesse du bruit respiratoire et quelques râles, montrant que le tissu ne recouvre que lentement sa disposition normale. Les symptômes généraux sont ceux de la fièvre rhumatismale : excitation cardiaque et vasculaire, sueurs profuses, etc.

Mais, outre ces caractères, ce qui achève de donner à la maladie son cachet, c'est qu'on la voit assez fréquemment alterner avec quelques autres manifestations plus ou moins nettement accusées. Dans l'observation suivante, que je dois à mon excellent collègue Besnier, on voit la pneumonie alterner avec un rhumatisme articulaire.

R..... (Nicolas), âgé de 32 ans, garçon boulanger, n'ayant jamais eu d'autre maladie que quelques douleurs vagues et passagères dans les membres, entre à l'hôpital Saint-Antoine, le 26 novembre 1864, dans le service de M. Lorain. Cet homme est malade depuis trois jours sans avoir cependant suspendu son travail. Il présente tous les signes d'une pneumonie occupant le tiers moyen du côté droit : matité légère, râles crépitants dans l'inspiration, mêlés de quelques râles sous-crépitants, pas de souffle ; douleur assez vive dans le côté, et toux fréquente suivie d'une expectoration visqueuse vert jaunâtre ; mouvement fébrile assez marqué (ipéca stibié). Le lendemain 28 novembre, le malade éprouve un soulagement notable, bien que les râles persistent dans le côté droit et s'accompagnent de souffle dans le creux de l'aisselle. Le 30 novembre, sixième jour de la maladie, le malade est pris de douleurs très-vives dans les genoux ; on constate un gonflement très-marqué et un épanchement léger dans les synoviales ; il n'y a pas de rougeur ; le mouvement fébrile a augmenté. Pendant cinq jours, les phénomènes articulaires dominent la scène ; les accidents thoraciques se sont notablement amendés. Le 5 décembre, les douleurs et le gonflement des genoux disparaissent d'eux-mêmes ; les accidents thoraciques, qui s'étaient assoupis, reprennent de l'intensité ; la toux devient plus fréquente, la douleur de côté revient plus vive, les crachats sont de nouveau colorés. Au bout de deux jours, cette nouvelle poussée s'éteint, et la convalescence s'établit. Le 10 décembre, le malade quitte l'hôpital parfaitement guéri.

Dans l'observation suivante, on voit encore coïncider le rhumatisme articulaire et le rhumatisme pulmonaire ; mais les deux déterminations, au lieu d'alterner, se sont développées simultanément.

B..... (Guillaume), âgé de 23 ans, tisseur, entre à l'hôpital Saint-Antoine, salle Saint-Louis, n° 7, le 24 janvier 1863, dans le service de M. Xav. Richard, suppléé par M. Vidal. C'est un garçon de constitution moyenne ; il n'a pas eu jusqu'ici d'autre maladie qu'une bronchite légère il y a un an. Sa maladie a commencé une douzaine de jours avant son entrée à l'hôpital. Il avait d'abord éprouvé de la courbature et des douleurs vagues dans les jambes, quand tout d'un coup, dans la journée du 24 janvier, il fut pris de douleurs vives dans les deux genoux et en même temps la fièvre s'alluma ; les autres jointures furent envahies successivement, et au moment de l'entrée à l'hôpital on constatait l'existence d'un rhumatisme étendu à toutes les articulations. L'action du cœur est très-excitée : impulsion très-forte, claquement sec des bruits ; il y a aussi un frottement péricardique très-manifeste à la base du cœur ; la fièvre est vive, la peau est chaude, le pouls bat à 140, et il y a des sueurs profuses abondantes. Des ventouses sèches et scarifiées sont appliquées à deux reprises sur la région précordiale, et on administre le bicarbonate de soude à dose croissante, depuis 15 jusqu'à 25 grammes par jour ; en outre, un vomitif et un purgatif ont dû être employés pour combattre un embarras gastro-intestinal manifeste. Après quatre jours, la fièvre commence à baisser, le pouls ne bat plus que 96, et l'état des articulations s'est notablement amendé ; l'excitation cardiaque a diminué ; il reste encore du frottement à la base du cœur ; les sueurs sont toujours très-abondantes. Le lendemain 29 janvier, apparaît une nouvelle manifestation : c'est une congestion pulmonaire double, caractérisée par de la dyspnée, une toux assez fréquente sans expectoration, une submatité dans toute l'étendue de la poitrine en arrière, et, au même niveau, de la respiration rude avec des râles crépitants disséminés. Les accidents articulaires ont un peu diminué (vésicatoires sur les genoux et les pieds, 20 ventouses sèches à la base de la poitrine). La maladie pulmonaire devient moins intense les jours suivants, les douleurs articulaires et les phénomènes cardiaques reprennent toute leur activité. Ce n'est que le 2 février, après cinq jours de durée, que la congestion pulmonaire disparaît définitivement ; du moins elle fait place à un catarrhe bronchique, et l'expectoration, nulle jusque-là, devient très-abondante et persiste jusqu'à la fin de la maladie. Quant au rhumatisme articulaire et cardiaque, il reprend une marche régulière, et ce n'est qu'au commencement de mars que le malade entre en convalescence ; le 14, il part pour Vincennes, présentant encore des signes de péricardite.

Outre les congestions simples ou phlegmasiques, on peut observer aussi, du côté du poumon, des poussées œdémateuses qui se montrent seules ou jointes aux hyperémies dont nous venons de parler. Ces « congestions séro-sanguines, sortes d'œdèmes aigus du poumon, qui ont la soudaineté d'invasion des fluxions rhumatismales » (Trousseau et Pidoux), se montrent soit dans le cours de rhumatismes aigus qui amènent des déterminations thoraciques variées, soit en coïncidence avec d'autres fluxions œdémateuses du tissu cellulaire, comme j'en ai rapporté un cas à propos de l'hypercrinie rhumatismale.

Les plèvres sont, après les séreuses du cœur, celles que l'on voit le plus souvent occupées par le rhumatisme aigu. La *pleu-*

résie rhumatismale coïncide souvent avec d'autres déterminations du rhumatisme sur les articulations, les séreuses cardiaques, etc. Mais souvent aussi elle existe seule; on peut même dire qu'elle est une des formes les plus communes du rhumatisme fixe; le diagnostic de sa nature présente alors plus de difficultés et moins de certitude que lorsqu'elle est unie à d'autres manifestations rhumatismales; néanmoins, la considération des antécédents, des caractères que nous allons énumérer, de la marche de la maladie, peut permettre d'en reconnaître la nature.

Ce qui caractérise surtout la pleurésie rhumatismale, c'est le peu d'intensité des troubles fonctionnels comparé au grand développement des signes physiques. La douleur de côté est peu intense, mais disséminée dans tout le côté de la poitrine; malgré la fréquence très-exagérée des mouvements respiratoires, le sentiment d'oppression et la difficulté à respirer sont presque nuls, et le malade ne s'en plaint pas; aussi la maladie passerait-elle souvent inaperçue, si le médecin ne se tenait sur ses gardes et ne savait combien sont fréquentes les déterminations thoraciques du rhumatisme aigu. Par contre, l'épanchement est très-abondant, et les signes qui le traduisent sont très-accusés. Stoll a parfaitement indiqué ces caractères (*loc. cit.*, p. 27).

La marche de la maladie est très-variable, et l'on peut, d'un jour à l'autre, trouver des différences énormes dans la quantité du liquide épanché; la résorption, qui est la terminaison ordinaire, se fait avec rapidité et d'une manière complète : c'est là, avec l'abondance de l'épanchement, un des caractères importants de la pleurésie rhumatismale.

Quelquefois l'élément inflammatoire est absolument nul; toute la maladie consiste en une « suffusion séreuse et suffocante des plèvres » (Trousseau et Pidoux), véritable hydropisie active tenant à l'irritation sécrétoire de la séreuse.

J'ai vu, dans un cas, se succéder et alterner avec des manifestations articulaires, plusieurs des déterminations thoraciques dont je viens de parler.

Marie P....., âgée de 17 ans, couturière, entre à l'hôpital Necker, salle Sainte-Thérèse, n° 10, dans le service de M. Lasègue, le 15 octobre 1864. Cette jeune fille est de petite taille et d'une constitution délicate. Elle vit chez ses parents dans d'assez bonnes conditions. Sa mère est rhumatisante. Elle-même a eu, il y a deux ans, une chorée de médiocre intensité qui a duré cinq mois.

Au commencement d'octobre 1864, Marie P.... tomba brusquement malade, sans cause appréciable. Ses règles, habituellement régulières, ne firent que paraître et se suspendirent en même temps que se développaient les premiers symptômes de sa maladie. Elle commença à éprouver des douleurs qui envahirent successivement toutes les jointures, et elle eut de la fièvre. En même temps elle éprouva des douleurs vagues dans la poitrine et de la difficulté à respirer.

Le jour de son entrée à l'hôpital, 15 octobre, les douleurs articulaires se sont un peu amendées; pourtant on trouve encore un rhumatisme nettement caractérisé, occupant un grand nombre d'articulations, avec épanchement assez abondant dans les synoviales. La fièvre est vive; on entend, à l'auscultation du cœur, un souffle rude à la base et au premier temps. Mais ce qui frappe surtout, c'est une dyspnée marquée par une grande fréquence des mouvements respiratoires. En examinant la poitrine, on constate un double épanchement pleural occupant la moitié du thorax à gauche, le tiers à droite : matité, absence de vibrations, souffle, œgophonie, toux petite sans expectoration (infusion de digitale, nitrate de potasse; huile de ricin contre la constipation, sinapismes sur les genoux). Les douleurs reviennent en partie dans les membres inférieurs, mais les accidents thoraciques demeurent stationnaires.

Le 17, on applique six ventouses scarifiées sur la poitrine. Les douleurs articulaires reprennent quelque intensité; quant à la dyspnée et aux épanchements thoraciques, ils ne subissent aucune amélioration; au contraire, l'épanchement droit augmente et occupe, comme celui de gauche, la moitié inférieure du thorax.

Les choses demeurent en cet état jusqu'au 24 octobre; alors, le liquide épanché dans les plèvres commence à se résorber, et le bruit respiratoire réapparaît dans les parties inférieures du thorax. En même temps, les accidents articulaires diminuent, bien que toutes les jointures soient encore prises.

Le 30 octobre, les deux épanchements pleuraux sont complétement résorbés, la fièvre est nulle, les articulations sont presque libres. La convalescence se terminait, et tout faisait espérer une prochaine guérison, lorsque, le 20 novembre, la malade est reprise de fièvre et de dyspnée. On constate l'existence d'une congestion pulmonaire occupant tout le poumon droit; en même temps plusieurs jointures des mains redeviennent douloureuses, rouges et gonflées. Tout était rentré dans l'ordre au bout de cinq jours; et le 30 novembre la malade sort de l'hôpital, n'ayant plus qu'une anémie très-marquée.

§ VI. *Rhumatisme de l'appareil circulatoire.* — L'appareil vasculaire et surtout le cœur jouent un rôle considérable dans l'étude

des déterminations locales du rhumatisme aigu; c'est à M. le
professeur Bouillaud que revient l'honneur d'avoir signalé et
démontré ce point important. Deux lois sont, pour l'éminent
professeur, la formule de ce grand fait : « 1° Dans le rhumatisme
articulaire aigu violent, généralisé, la coïncidence d'une endocardite, d'une péricardite ou d'une endo-péricardite est la règle,
la loi, et la non-coïncidence l'exception. 2° Dans le rhumatisme
articulaire aigu, léger, partiel, apyrétique, la non-coïncidence
d'une endocardite, d'une péricardite ou d'une endo-péricardite,
est la règle, et la non-coïncidence l'exception. » (Traité du rhumatisme articulaire, 1840, p. 144.)

L'appareil circulatoire est en effet, après les jointures, le lieu
d'élection des manifestations rhumatismales; il semble même
que, dans le rhumatisme aigu au moins, il est toujours affecté à
un certain degré : en dehors des altérations locales dont le cœur
et les artères peuvent être le siége, n'observe-t-on pas constamment un éréthisme plus ou moins marqué de l'appareil vasculaire tout entier? Entre le trouble dynamique dont nous venons
de parler, et les phlegmasies du cœur et des vaisseaux, on rencontre tous les intermédiaires. La fièvre rhumatismale est surtout
une fièvre angioténique; l'excitation rhumatismale du cœur et
des vaisseaux est un de ses éléments les plus importants. De cet
éréthisme à l'inflammation il n'y a qu'une différence de degré;
et dans les rhumatismes aigus fébriles intenses, qui représentent
les degrés extrêmes, la phlegmasie du cœur et des vaisseaux doit
être la loi (Bouillaud); elle est partie essentielle et pour ainsi
dire nécessaire de l'affection : « Je ne me rappelle pas, dit
M. Pidoux (Union médicale, 1861, t. X, p. 392), avoir vu un rhumatisme aigu généralisé et fébrile sans un degré quelconque
d'affection cardiaque, et je regarde cette affection comme aussi
essentielle à la maladie que les arthrites elles-mêmes. J'ai observé souvent la fièvre rhumatismale sans affections articulaires,
jamais sans l'affection du cœur. » Graves et Stokes ont parfaitement vu que les déterminations cardiaques du rhumatisme sont
beaucoup plus en rapport avec la fièvre rhumatismale qu'avec
les localisations articulaires : « La maladie du cœur, dit Stokes
(Traité des maladies du cœur, trad. Sénac, p. 48), a des rapports
plus étroits avec la fièvre rhumatismale qu'avec la phlogose des

articulations. » Et cela est tout simple : la fièvre rhumatismale n'est-elle pas surtout un trouble de l'appareil circulatoire? n'est-elle pas déjà, dans un de ses éléments, une maladie cardiaque et vasculaire?

Ainsi, on le voit, le trouble de l'appareil circulatoire existe presque toujours à un certain degré dans l'affection rhumatismale. Y a-t-il simplement stimulation, excitation dynamique, c'est la fièvre rhumatismale, fièvre angioténique; l'éréthisme va-t-il jusqu'à l'irritation phlegmasique, c'est l'inflammation du cœur et des vaisseaux qui est, comme l'a dit M. Bouillaud, la loi du rhumatisme aigu, fébrile et intense.

Le *trouble dynamique* qui marque, pour ainsi dire, le premier degré de la maladie rhumatismale de l'appareil circulatoire se traduit par deux ordres de phénomènes : une altération spéciale du sang que nous étudierons à part, parce qu'elle appartient à tous les degrés du rhumatisme vasculaire et une excitation motrice du cœur et des vaisseaux (Trousseau et Pidoux, *Traité de thérapeutique*, t. I, p. 553). L'accroissement de l'activité fonctionnelle du cœur donne lieu à une impulsion exagérée de l'organe sensible à la main et à l'oreille qui entend quelquefois une sorte de tintement métallique, à une exagération d'intensité des bruits normaux, à un malaise avec sensation de pesanteur dans la région du cœur et quelquefois à des palpitations violentes : ces symptômes peuvent être suivis d'une diminution dans la force et la rapidité des battements qui indique un abaissement de la contractilité cardiaque. L'orgasme artériel, de son côté, se manifeste par une réaction très-forte de ces vaisseaux; le pouls est dur, roide et vibrant. La maladie peut en demeurer là, et il en est souvent ainsi dans la fièvre rhumatismale; mais cet état morbide peut n'être que le prélude d'une maladie plus grave : « Les troubles de l'action du cœur, dit Stokes, apparaissant pendant le cours d'une fièvre rhumatismale, indiquent sinon l'existence d'une cardite, au moins une tendance à cet état morbide » (*loc. cit.*, p. 531). Il est très-commun en effet de voir l'inflammation du cœur ou de ses membranes précédée, pendant un temps variable, des symptômes de la surexcitation fonctionnelle de l'organe.

L'inflammation rhumatismale du cœur a été considérée par M. le

professeur Bouillaud comme un élément du rhumatisme articulaire ; et pour que le rapprochement fût aussi intime que possible, le péricarde et l'endocarde ont été comparés à des cavités
articulaires, et leur inflammation à une sorte d'arthrite » (loc.
cit., p. 130). En outre, ces inflammations ont été considérées
comme dépendant de la fluxion articulaire, dont elles ne seraient
que l'extension.

Nous ne croyons pas devoir accepter cette manière de voir, et
en voici les raisons : bien que les phlegmasies du cœur se développent, dans la grande majorité des cas, durant le cours d'un
rhumatisme articulaire, elles peuvent survenir aussi, bien que
plus rarement, en dehors de lui, et coïncider par exemple avec
un rhumatisme musculaire, une pneumonie, une chorée, etc.,
qui démontrent leur nature rhumatismale ; d'autre part, on voit
quelquefois ces inflammations précéder d'autres manifestations
du rhumatisme, qu'il faudrait alors subordonner, à leur tour,
aux inflammations cardiaques. Nous croyons préférable de voir
simplement dans les actes dont le cœur est le siége des déterminations du rhumatisme, sans autre rapport avec les manifestations articulaires que celui de la cause et souvent aussi de la mo-
dalité pathologique.

L'inflammation du cœur peut se limiter soit au tissu même de
l'organe, soit à chacune des deux séreuses qui tapissent ses parois : de là une myocardite, une péricardite et une endocardite
rhumatismales (Bouillaud). Mais le plus ordinairement l'organe
est affecté dans sa totalité : je dois dire pourtant que, si l'existence de l'endopéricardite est démontrée depuis les travaux de
M. Bouillaud, celle de la myocardite n'est pas aussi évidente.
Celle-ci est admise plutôt par induction que par démonstration
suffisante : les troubles fonctionnels qu'offre souvent le cœur
avant l'apparition des signes caractéristiques de la péricardite
ou de l'endocardite donnent à penser que la maladie peut dé-
buter par la substance charnue des ventricules, et qu'elle
s'étend ensuite aux membranes d'enveloppe (Graves, Clinique
méd., trad. Jaccoud, t. II, p. 232), et aussi les troubles de la
contractilité qu'on observe durant le cours de ces mêmes maladies ne peuvent être rattachés qu'à un état morbide du muscle ;
mais, encore une fois, on ne peut dans ces cas que soupçonner

. l'inflammation du muscle cardiaque sans qu'il soit possible de fournir la preuve de son existence.

Les caractères qui permettent de reconnaître la péricardite et l'endocardite rhumatismales aiguës sont surtout les signes physiques fournis par l'auscultation, la percussion et la palpation; c'est par eux qu'on pourra reconnaître l'existence de fausses membranes, de sérosité épanchée dans le péricarde, et les altérations diverses dont l'endocarde et les valvules peuvent être le siége. Ici encore, comme pour la pleurésie, peu ou point de troubles locaux sensibles pour le malade; augmentation de la fièvre, un peu de dyspnée dont le malade n'a guère conscience, tels sont les symptômes qui attirent l'attention du médecin et l'engagent à examiner le cœur.

La maladie cardiaque est fréquemment associée au rhumatisme articulaire, et la coexistence de ces deux déterminations s'observe tous les jours : l'ordre d'apparition est d'ailleurs variable; le plus ordinairement, c'est la localisation articulaire qui ouvre la scène, et durant son cours apparaît la maladie du cœur. Mais quelquefois l'ordre est renversé, et c'est l'inflammation du cœur qui précède la maladie articulaire. Graves rapporte un cas dans lequel une péricardite précéda de dix jours les accidents articulaires (*loc. cit.*, p. 239). Stokes a publié un cas analogue : un malade présentait les signes et les symptômes d'une pneumonie droite et d'une péricardite ; ce ne fut qu'au bout de dix jours qu'apparurent les manifestations arthritiques. Latham, cité par Stokes, aurait vu plusieurs fois le même fait, et en aurait conclu que l'endocardite et la péricardite dépendent du rhumatisme au même titre que les accidents articulaires, et que les deux ordres de phénomènes tirent leur origine de la fièvre rhumatismale. M. Jaccoud a vu une endocardite rhumatismale précéder de quinze jours les déterminations sur les jointures (*Clinique méd.* de Graves, t. I, p. 548, note). M. Gubler, à propos d'un cas où les symptômes d'endocardite devancèrent de deux jours l'apparition des douleurs articulaires et musculaires, déclare que c'est le quatrième fait de ce genre qu'il a l'occasion d'observer sur des adultes et qu'il en a rencontré un plus grand nombre chez des enfants (*Union médicale*, 1865, 4 février, p. 235). Un cas analogue s'est présenté, l'an dernier, à l'Hôtel-Dieu, dans

le service de M. le professeur Monneret (communication orale).
Enfin M. le professeur Trousseau rapporte un cas dans lequel
une endocardite aiguë rhumatismale précéda de plusieurs jours
l'invasion des douleurs articulaires (*Clinique méd.*, 2ᵉ édit., t. II,
p. 724). N'est-on pas en droit de conclure de ces faits que la maladie du cœur et celle des articulations ne sauraient être subor-
données l'une à l'autre, et que toutes deux dépendent, comme
déterminations distinctes, de l'affection rhumatismale?

On peut aussi voir les inflammations du cœur associées à d'autres maladies rhumatismales que la maladie articulaire, par
exemple à des pleurésies, à des pneumonies rhumatismales. Enfin
il peut arriver que le rhumatisme aigu se détermine presque
exclusivement sur le péricarde ou l'endocarde. En voici deux cas,
dans lesquels la nature de la maladie cardiaque est indiquée par
quelques déterminations incomplètes sur les articulations ou les
muscles.

D...., (Eugène), âgé de 13 ans et demi, entre dans le service de
M. Bouvier, le 8 août 1864. Cet enfant, dont la mère est rhumatisante,
a pour la première fois depuis quatre jours un rhumatisme articulaire aigu peu intense et sans fièvre. Cette maladie se termine en quelques jours ; la guérison paraissait complète, lorsque le 22 août, le
petit malade fut pris de fièvre vive, et de palpitations de cœur violentes ; on constate l'existence d'une endocardite caractérisée par un
souffle râpeux à la base. Au bout de quatre ou cinq jours, la fièvre
tombe graduellement; on applique un vésicatoire à la région précordiale. Les accidents se calment. Le 10 septembre, apparition d'un
torticolis musculaire qui est guéri le 14 ; et l'enfant sort, conservant
un souffle rude à la base du cœur. (Communiqué par mon collègue
M. Lemaire.)

Voici un autre cas dans lequel j'ai vu une fièvre rhumatismale
suivie d'une *endocardite ulcéreuse* mortelle.

B..... (Louise), âgée de 51 ans, entre à l'hôpital Saint-Antoine, le
4 juillet 1863, dans le service de M. Xav. Richard. Cette femme n'a jamais eu de maladie sérieuse, et en particulier jamais de rhumatisme.
Elle dit être malade depuis trois ou quatre jours : elle éprouve un
malaise général, de la courbature, et quelques douleurs peu vives
dans le genou, l'épaule et le coude du côté gauche ; ces douleurs sont
assez peu intenses pour avoir permis à la malade de venir à pied à
l'hôpital. On constate qu'il n'y a, au niveau des articulations dou-

leureuses, ni rougeur, ni gonflement. L'état général est hors de proportion avec l'état local : la fièvre est vive, la peau chaude, le pouls à 110, fort et tendu, la langue légèrement chargée avec tendance à la sécheresse ; il y a de l'excitation cérébrale marquée par de la brusquerie dans les réponses. On diagnostique une fièvre rhumatismale, et on administre le sulfate de quinine à la dose de 1 gramme, puis 1 gr. 50. Il ne survient pas de changement jusqu'au 8 juillet ; la malade a été agitée pendant la nuit, maintenant elle est abattue ; les douleurs articulaires sont peu intenses ; on constate, à l'auscultation du cœur, un léger bruit de souffle au premier temps, à la pointe et à la base. Le ventre est un peu ballonné, et, depuis hier, la malade, jusque-là constipée, a eu une dizaine de selles diarrhéiques. La fièvre est vive, le pouls à 120, la langue sèche et rouge. A part la diarrhée qui a diminué, tous les autres symptômes vont s'aggravant ; et, le 11 juillet, l'état typhoïde est des plus prononcés : prostration, subdélirium, sécheresse de la langue, ballonnement du ventre ; le souffle au cœur est beaucoup plus marqué, et, à la palpation, on sent un léger frémissement à la pointe. Le lendemain, 12 juillet, la malade meurt sans avoir présenté de nouveau symptôme.

A l'*autopsie*, nous avons constaté une légère rougeur et un épanchement séreux peu abondant dans les jointures malades. Le péricarde contenait aussi un peu de sérosité. Mais c'est dans les cavités du cœur que résidaient les principales altérations : la valvule mitrale était rouge et boursouflée ; la substance musculaire du cœur droit était rouge violacée ; la valvule tricuspide gonflée ; dans les valvules sigmoïdes du cœur droit, on trouve des exsudations plastiques, et à leur surface des ulcérations superficielles ; sur l'une des valvules, le travail ulcératif a déterminé une perte de substance avec perforation complète, et en l'un des points de la circonférence de l'ulcération, on trouve flottant l'exsudat qui n'est pas complétement détaché, et qui s'enlève sous la moindre traction. Tous les autres viscères ont été examinés ; aucun ne présentait d'altération importante.

Les pièces ont été présentées à la Société anatomique (17 juillet 1863) ; l'observation, dont je ne donne ici qu'un résumé, a été rapportée en détail dans l'excellent travail de mon collègue et ami le Dr Vast sur l'endocardite ulcéreuse (thèse inaug. ; Paris, 1864).

Le *rhumatisme des artères* est encore peu connu. Nous avons déjà dit quelques mots de l'altération dynamique que pouvait présenter le système artériel. Quant à l'artérite rhumatismale, on peut la rapprocher de l'endocardite dont elle ne serait en quelque sorte que l'extension, lorsqu'elle siége dans la membrane interne ou séreuse des vaisseaux (Monneret). Deux observations en ont été citées par M. Bouillaud (*loc. cit.*, p. 393 et 410). Dans un très-bon travail sur les lésions du système artériel périphérique (thèse inaug.; Paris, 1865), mon excellent collègue et ami, le Dr Lemaire, a montré que « l'artérite aiguë classique est souvent une manifestation rhumatismale aiguë » (p. 40), et il en donne comme preuve que, « dans bon nombre de cas, la phlegmasie artérielle s'est développée brusquement dans les conditions habituelles du développement des maladies rhumatismales aiguës; souvent est notée la coïncidence d'une affection cardiaque, parfois même la coïncidence d'un rhumatisme articulaire ou d'autres affections rhumatismales » (p. 39). Les signes de l'artérite diffèrent peu de ceux qui traduisent l'éréthisme vasculaire simple : on a signalé l'exagération des pulsations qui sont roides et vibrantes sous le doigt, des douleurs s'exagérant par la pression, et quelquefois un bruit de souffle sur le trajet du vaisseau enflammé.

L'existence d'une artérite aiguë rhumatismale prépare souvent le développement ultérieur de dégénérescences artérielles (Monneret).

M. Bouillaud a admis une phlébite rhumatismale, qui dans quelques cas serait oblitérante (*loc. cit.*, p. 4 et 238), et le Dr Peter en a rapporté une observation prise dans le service de M. le professeur Trousseau (*Union médicale*, 1864).

Tous les auteurs sont d'accord sur l'existence d'une *altération du sang* remarquable dans le rhumatisme aigu. Les anciens auteurs l'avaient signalée, les modernes l'ont constatée, et tous l'ont décrite à peu près dans les mêmes termes. « Quando rhuma- « tismo laborantibus vena secatur, écrit Van Swieten, invenitur « quod cruoris emissi pars rubra, sero innatans, tegatur alba, « dura, crassa, rigida pelle, fere instar corii porcini : hunc cruo- « rem vocant sanguinem pleuriticum, quoniam talis crusta in hoc « morbo fere semper invenitur » (*Comment. in Herm. Boerhaavii Aphor.*, t. V, aph. 1491). M. Piorry considère même cette altération du sang comme un des éléments du rhumatisme, et donne à celui-ci le nom d'*hémiturthrite*. L'analyse chimique a montré, dans le sang des rhumatisants, une augmentation considérable de la quantité de fibrine qui, de 3 pour 1,000, moyenne normale, s'élève à 7, 8 et même 10 pour 1,000 (Andral et Gavarret).

Mais, dans l'interprétation de ce fait universellement reconnu, on rencontre de grandes divergences. M. Bouillaud, d'accord avec les anciens, a considéré le sang dans le rhumatisme aigu comme le type de ce qu'on appelle le sang inflammatoire (*loc. cit.*, p. 245). M. Monneret, considérant d'une part cet état phlogistique du sang, d'autre part les déterminations locales faiblement phlegmasiques, voit dans l'altération du sang un caractère spécifique du rhumatisme qui ne préjuge en rien le caractère phlegmasique de l'affection elle-même (Cours de la Faculté, 1862). MM. Trousseau et Pidoux rattachent l'état particulier du sang à l'irritation de l'appareil circulatoire; celui-ci est, pour ces auteurs, un des agents de l'hématose; et comme le rhumatisme agit toujours plus ou moins sur cet appareil important, il y détermine à la fois et les maladies du cœur et des vaisseaux, et l'altération du sang : « Le rhumatisme produit simultanément, et dès son début, des modifications dans les forces motrices et altérantes de l'appareil circulatoire, d'où résultent : 1.º une diminution des globules du sang avec anémie, pléthore séreuse et excès de fibrine; 2º des bruits morbides du cœur et des vaisseaux, une forme correspondante et spéciale du pouls, indépendamment de toute émission sanguine comme de toute inflammation positive de l'endocarde ou du péricarde. » (*Traité de thérapeutique*, t. I, p. 553.) L'augmentation de fibrine signifierait donc simplement l'irritation sécrétoire de la membrane interne de l'appareil vasculaire amenant une pléthore séreuse. Cette opinion, toute séduisante qu'elle est, nous semble supposer un fait qui n'a pas été, que nous sachions, démontré : c'est que l'appareil vasculaire joue, dans l'hématopoïèse, un rôle considérable.

Nous pensons que l'opinion de M. le professeur Monneret, qui voit dans l'altération du sang un élément spécial du rhumatisme qui n'impose ni le caractère inflammatoire du rhumatisme lui-même, ni celui de ses manifestations, est encore la plus prudente et celle à laquelle il convient de s'arrêter : le sang sera, si l'on veut, un sang inflammatoire, c'est-à-dire pareil à celui qu'on rencontre dans les phlegmasies; mais les manifestations rhumatismales pouvant être tout autres que phlegmasiques, on ne saurait conclure de l'état du sang que le rhumatisme est une inflammation.

Nous avons déjà signalé l'état d'anémie que l'on observe au déclin et durant la convalescence du rhumatisme aigu ; ce caractère pourrait être un argument puissant pour ceux qui considèrent comme une pléthore séreuse l'altération rhumatismale du sang.

§ VII. *Rhumatisme de l'appareil nerveux.* — La multiplicité des fonctions dévolues à cet appareil, le retentissement que ses troubles ont sur l'économie tout entière, expliquent jusqu'à un certain point l'étonnante diversité de ses maladies. Chaque département, en effet, de ce vaste système, a ses troubles spéciaux, suivant les fonctions qui lui sont dévolues. Si l'on considère, d'autre part, combien sont variés les modes pathologiques que peuvent revêtir les maladies de l'appareil nerveux (congestion, inflammation, hydropisie, troubles dynamiques, etc.), et que chacun d'eux imprime quelques caractères particuliers à la maladie de chacun des organes qui composent cet appareil, on s'expliquera le nombre infini de variétés que peuvent présenter les maladies du système nerveux, et le nombre infini de symptômes qui peuvent les traduire.

Le rhumatisme, affection à manifestations multiples, peut donner lieu à presque toutes ces maladies ; car il peut se déterminer sur toutes les parties du système nerveux, il peut revêtir plusieurs modes, plusieurs formes morbides. Aussi l'analyse des maladies rhumatismales devrait-elle embrasser l'étude de la plupart des variétés que comprennent les maladies du système nerveux, dans leurs rapports avec le rhumatisme. Une pareille étude demanderait de longs développements ; et, de plus, je ne sais s'il serait possible de rassembler assez de documents pour la faire dans son ensemble.

Je dois me contenter ici de jeter un coup d'œil sur les principales déterminations du rhumatisme, en les envisageant dans chacune des trois grandes sections de l'appareil nerveux : encéphale, moelle et nerfs. Aussi bien, la clinique ne permet-elle pas souvent d'aller au delà dans le diagnostic, et de préciser davantage soit le siége de la maladie, soit le mode pathogénique ; et les termes de rhumatisme cérébral, rhumatisme spinal, rhumatisme des nerfs, sont encore ceux que le médecin doit employer, jusqu'à ce qu'il puisse indiquer avec quelque probabilité si la maladie est, suivant les cas, une congestion, une inflammation, une névrose, et quel est son siége.

Le *rhumatisme cérébral* était connu des auteurs du siècle dernier, et on le trouve indiqué dans Stoll, Storck, Boerhaave, Van Swieten, etc. On doit dire, du reste, qu'ils n'ont guère fait pour la plupart que le mentionner, et que leurs observations sont trop incomplètes pour en donner une idée précise. Dans ces derniers temps, au contraire, la question a été à l'ordre du jour, et l'histoire de cette maladie s'est constituée sur de nombreux documents dus surtout à MM. Hervez de Chégoin, Bourdon, Gosset, Vigla, Gubler, etc.

Ces différents travaux sont indiqués et résumés dans un excellent chapitre ajouté à l'ouvrage de Valleix, par MM. Racle et Lorain (*Guide du médecin praticien*, 4ᵉ édit., 1860, t. II, p. 51). Enfin, dans sa *Clinique médicale*, M. le professeur Trousseau a publié un très-remarquable article sur le rhumatisme cérébral. (*Clinique médicale de l'Hôtel-Dieu*, 2ᵉ édit., t. II, p. 706.)

Le terme de rhumatisme cérébral comprend les faits les plus dissemblables : c'est que les symptômes de cette maladie présentent en effet les plus grandes variétés, et nous verrons plus loin que les lésions pathologiques n'en présentent pas moins ; et cependant il a été impossible de former avec ces symptômes et ces lésions des types plus ou moins complets, parce que le même groupe symptomatique ne répond pas à une lésion constante, et même que, dans le plus grand nombre des cas, la lésion manque, quels qu'aient été les phénomènes observés avant la mort.

On a admis un certain nombre de formes du rhumatisme cérébral, auxquelles on a donné des noms différents, suivant le phénomène dominant, ou suivant l'analogie plus ou moins prochaine que l'on a trouvée entre les symptômes observés et certaines maladies de l'encéphale. C'est ainsi qu'on a décrit des rhumatismes à forme céphalalgique (Gubler), vertigineuse, délirante, hémiplégique, apoplectique, hydrocéphalique, méningitique, choréique, etc. La simple énumération de ces formes montre combien peuvent être variées les expressions symptomatiques du rhumatisme cérébral; et si l'on observe qu'aucune d'elles, pour ainsi dire, ne répond à une lésion fixe, et que toutes peuvent exister sans trace de lésion appréciable, on sera conduit à dire que le rhumatisme cérébral est une maladie pouvant donner lieu à tous les troubles fonctionnels des maladies cérébrales les plus diverses, et que les formes multiples qui la traduisent ne sont unies entre elles que par la communauté d'origine, de cause. Quoi qu'il en soit, en ne prenant que les cas les plus ordinaires, on peut tracer approximativement l'évolution de la maladie.

Le rhumatisme cérébral s'annonce par quelques phénomènes prémonitoires : tantôt c'est une céphalalgie opiniâtre et gravative, tantôt des troubles de la vue consistant en obnubilations, en éblouissements, ou bien ce sont quelques troubles intellectuels : le malade a des inquiétudes exagérées, des pressentiments funestes; ces derniers phénomènes ont une grande signification chez un sujet atteint déjà de quelque autre manifestation rhumatismale, parce que les rhumatisants jouissent d'ordinaire d'une quiétude parfaite. Bientôt cependant apparaissent les symptômes de la maladie confirmée : ici un délire loquace et violent sans interruption ni trêve, une agitation extrême qui persiste jusqu'à ce que le malade épuisé tombe dans le coma et meure après quelques jours de maladie (forme délirante); là un assoupissement profond, comateux, rappelant le coma qu'on observe dans les congestions cérébrales violentes, ou dans les apoplexies (forme apoplectique), ou bien celui qui accompagne les compressions du cerveau et se caractérise par de l'hébétude, de la dilatation des pupilles (forme hydrocéphalique); là encore de légères convulsions accompagnées de délire et aboutissant aussi à la stupeur et au coma (forme méningitique). A ces symptômes se joignent d'ordinaire un pouls accéléré, petit, souvent irrégulier; une respiration ralentie, souvent stertoreuse.

Quelle que soit la forme de la maladie, sa marche a une effroyable rapidité. Quatre ou cinq jours au plus, dans la grande majorité des cas, et la mort arrive; rarement les symptômes s'amendent et la guérison a lieu; dans quelques cas heureux encore, il se fait une nouvelle manifestation du rhumatisme vers un autre organe, et on voit s'apaiser les accidents cérébraux.

Outre les formes que nous avons indiquées précédemment, il

en est deux qui méritent une mention toute spéciale, parce
qu'elles s'en distinguent par une rapidité et par une gravité beaucoup moindres. L'une, indiquée déjà par Ferrus (Dictionn. en
30 vol., t. XXVI, p. 574 et 594), a été surtout établie par M. Mesnet ; elle consiste en accidents aigus de *manie*, que l'on peut voir,
dans quelques cas, alterner avec d'autres affections rhumatismales. Ces alternatives sont évidentes dans un cas que M. Trousseau a rapporté (*loc. cit.*, p. 718) et qui est emprunté au travail
de M. Mesnet :

Un jeune homme de 23 ans, qui venait de faire des pertes d'argent
considérables, et qui s'était livré à de nombreux excès, c'est-à-dire
qui se trouvait dans des conditions de dépression morale et de débi-
litation physique, éprouve d'abord quelques vagues douleurs articulaires ; puis il présente les signes d'une pleurésie qui reste station-
naire ; puis reparaissent des douleurs vers les grandes articulations,
celles des genoux, des bras, plus tard des cous-de-pied. Ces douleurs,
brusques dans leur apparition, rendent les mouvements impossibles
et sont accompagnées de rougeurs diffuses autour des jointures, sans
épanchement articulaire. Il n'y a pas de doute quant à la nature rhumatismale de ces symptômes. Au moment où les articulations des genoux d'abord, puis des épaules, se fluxionnèrent, l'intelligence subit
comme une sorte d'engourdissement caractérisé par l'hébétude, la
lenteur des réponses, la difficulté de trouver les mots, de rassembler
les idées, l'indifférence aux choses du monde extérieur. Quelques
jours plus tard, une relation évidente s'établit entre l'état cérébral et
les douleurs articulaires ; quand celles-ci disparaissaient, l'intelligence était plus lente et plus obscure ; quand elles envahissaient de
nouveau les jointures, le malade était moins taciturne ; puis l'affais-
sement fut remplacé par de l'agitation, de la violence, des hallucinations de la vue, de l'ouïe, des illusions, des conceptions délirantes :
ce jeune homme se croyait soupçonné, poursuivi, victime de machi-
nations, etc. A quelques jours de là, il se joignit au délire un désordre
des mouvements véritablement choréique : il y avait des mouvements
incessants de flexion et d'extension des doigts, impossibilité de porter
la main à la bouche ; la parole était brève, entrecoupée ; la déglutition
rapide et convulsive ; le délire, d'abord paroxystique, devint permanent dès que se montrèrent les symptômes de chorée. Alors le malade,
cédant à ses hallucinations, voulait sans cesse se lever pour éviter les
gens malintentionnés dont il se disait entouré, ou pour fuir les voix
importunes qu'il entendait. On administra le sulfate de quinine à doses
progressives, et il survint une amélioration remarquable : les mouvements choréiques, l'agitation, les hallucinations des sens, les concep-

tions délirantes, disparurent ; mais l'intelligence resta obtuse près de quinze jours encore. Puis l'état de stupidité se dissipa de lui-même peu à peu, la santé et les forces revinrent, et la guérison fut enfin complète après deux mois et demi de maladie.

J'ai entendu raconter à M. Lasègue un fait analogue au précédent.

Il s'agit d'un jeune homme d'une vingtaine d'années, qui fut pris tout à coup, après quelques jours de malaise et de douleurs disséminées dans les membres, d'une pleurésie qui dura deux ou trois semaines ; celle-ci fut suivie d'un accès de manie des plus violents, avec fièvre. Ne trouvant aucune cause qui pût expliquer cette maladie, et tenant compte des douleurs et de la pleurésie qui en avaient précédé l'apparition, M. Lasègue pensa que cette manie pourrait bien être rhumatismale, et on va voir que l'événement ultérieur justifia pleinement ce diagnostic. En effet, quinze jours ne s'étaient pas écoulés, que l'on vit tomber graduellement l'excitation maniaque, mais en même temps se développèrent des manifestations rhumatismales aiguës du côté des jointures et du cœur, qui prouvèrent clairement la nature de la maladie cérébrale.

M. Laroche, externe des hôpitaux, m'a remis une note sur un cas très-intéressant qu'il a observé à l'hospice de Bicêtre, et qui a été considéré par M. Marcé, chef du service, comme un exemple de manie rhumatismale.

M..... (Jean), âgé de 19 ans, tailleur, présentant de nombreux antécédents de rhumatisme dans sa famille, fut pris, vers le milieu du mois de septembre 1863, d'un rhumatisme aigu qui occupa les genoux, puis les pieds et les épaules, et dura environ trois semaines. Il avait été admis pour cette maladie à l'hospice civil de Charenton. Durant sa convalescence, il reçut une lettre dont la lecture l'impressionna vivement ; et à partir de ce moment, il commença à refuser tout aliment, et on remarqua chez lui de l'hébétude et de la tendance au sommeil. A la suite d'une saignée abondante qui lui fut faite, M..... fut pris d'excitation et de délire avec prédominance d'idées de persécution (il n'y a dans sa famille ni chez lui aucun antécédent d'aliénation). Comme il troublait l'ordre de l'hospice, on l'envoya à la Préfecture de police, d'où il fut dirigé sur Bicêtre. On constate un délire avec excitation et agitation extrêmes, incohérence absolue. Il y a de la fièvre ; la peau est chaude, le pouls fréquent, à 108 ; la langue blanche ; constipation. Pendant quinze jours, l'excitation maniaque et la fièvre se soutinrent sans aucune rémission ; ce ne fut qu'à partir du

6

16 décembre que le délire et l'agitation commencèrent à se calmer, et après une amélioration graduelle, M..... put quitter l'hospice, à la fin de décembre, complétement guéri.

La seconde forme dont il me reste à parler est la *forme choréique* (Trousseau). Il est acquis, depuis les recherches de M. Sée, que très-souvent la chorée doit être rattachée à la diathèse rhumatismale; les maladies chroniques de l'endocarde et du péricarde que l'on voit survenir dans son cours, l'existence antérieure ou ultérieure d'autres manifestations rhumatismales, etc., indiquent assez la relation qui existe entre ces maladies. Ce n'est pas de cette chorée que je veux parler ici, mais bien des attaques de chorée que l'on voit quelquefois survenir durant le cours d'un rhumatisme aigu alternant avec des déterminations rhumatismales articulaires ou autres. Ainsi M. Trousseau rapporte l'observation d'une jeune fille qui, à la suite d'une grande frayeur, fut prise de chorée unilatérale; peu après, le rhumatisme articulaire aigu remplaça cette chorée, puis, le rhumatisme passé, la chorée reparut. Le même auteur cite le cas d'une petite fille de la rue Richelieu qui présenta d'abord un rhumatisme articulaire aigu et une endocardite; dix à quinze jours après le début du rhumatisme, les douleurs persistant encore, cette jeune fille eut la danse de Saint-Guy, qui, d'abord modérée, se compliqua bientôt de désordres musculaires épouvantables, de délire, enfin d'accidents comateux qui enlevèrent la malade au dix-septième jour (*loc. cit.*, p. 720 et 168). Dans plusieurs des faits que j'ai déjà rapportés, on voit figurer la chorée au milieu d'autres manifestations du rhumatisme aigu. C'est à cette variété du rhumatisme cérébral que M. Trousseau a donné le nom de *forme choréique.*

Le rhumatisme cérébral est heureusement une maladie peu fréquente; cependant, à voir le grand nombre d'observations qu'on en a publiées depuis quelques années, il est possible de croire que les accidents cérébraux du rhumatisme ont pu passer inaperçus pendant longtemps ou au moins que leur nature n'a pas été reconnue, ou bien que leur fréquence a réellement augmenté.

Indépendamment des causes communes à toutes les manifestations rhumatismales aiguës, il en est quelques-unes qui paraissent favoriser les déterminations cérébrales. On a signalé l'action du froid, celle du traitement employé (saignées, sulfate de quinine), etc. Mais aucune cause ne paraît avoir plus d'influence que l'état mental du rhumatisant : ainsi on voit les accidents cérébraux survenir chez les individus tourmentés par des revers, fortement impressionnés par une mauvaise nouvelle ; chez d'autres, on rencontre de fâcheux antécédents personnels du côté de la tête, ou il y a héréditairement des névroses graves dans la famille ; ces conditions constituent, selon l'heureuse expression de M. Trousseau, une « invitation aux manifestations du rhumatisme vers la cervelle. »

M. Pidoux a signalé aussi, pour la production des névroses rhumatismales, le concours presque nécessaire de deux influences : la diathèse rhumatismale et un élément nerveux constitutionnel ; il dit en effet, à propos de la chorée : « Les maladies constitutionnelles qui se manifestent par des névroses composées sont rarement, pour ne pas dire jamais, simples et franches, mais presque toujours composites elles-mêmes ou dégénérées. » (*Union médicale*, t. IX, p. 458; 1861.)

Quel rang convient-il de donner au rhumatisme cérébral dans l'histoire des rhumatismes aigus? à quel mode appartient-il? D'après les auteurs, on n'aurait pas encore vu jusqu'à présent les accidents cérébraux se développer dès le début du rhumatisme, et ils seraient toujours précédés de douleurs articulaires plus ou moins généralisées. Il n'y aurait donc pas de rhumatisme cérébral d'emblée, primitif; on n'y devrait voir qu'une complication du rhumatisme articulaire.

Nous croyons que l'assertion et surtout l'interprétation qu'on en a tirée sont inexactes. On a vu, en effet, quelquefois le rhumatisme cérébral précéder le rhumatisme articulaire ; M. Trousseau en a rapporté deux exemples dans sa Clinique, et j'en ai plus haut rapporté un d'après M. Lasègue; d'autre part, on l'a vu alterner avec des manifestations rhumatismales autres que la fluxion articulaire, et cela n'est même pas très-rare pour la forme choréique; dès lors n'est-on pas en droit d'admettre que les accidents cérébraux peuvent exister seuls sans avoir le contrôle d'autres accidents rhumatismaux antérieurs ou ultérieurs avec lesquels ils alternent? Le diagnostic présente dans ce cas beaucoup de difficultés et même d'incertitude ; cependant l'examen des commémoratifs, des conditions de développement, de la marche, etc., pourra conduire au moins à une probabilité.

Nous pensons donc que le rhumatisme cérébral doit être considéré, non comme une complication secondaire du rhumatisme articulaire, mais comme une maladie rhumatismale au même titre que ce dernier, comme une détermination de l'affection sur le centre cérébral aussi bien que l'autre est une détermination sur les jointures. Et ici je suis heureux de pouvoir m'appuyer sur l'autorité de M. le professeur Trousseau, qui a dit, à propos des faits que je signalais tout à l'heure : « Des faits de ce genre nous autorisent à admettre l'existence d'un rhumatisme se portant d'emblée sur le cerveau, comme il se porte d'emblée sur les articulations ; seulement ce dernier cas est le plus fréquent. Et ce que nous disons du rhumatisme cérébral, nous l'admettons aussi pour les autres manifestations rhumatismales, telles que la péricardite, l'endocardite et la pleurésie. » Et plus loin : « Il y a lieu de supposer que le rhumatisme, en passant dans l'encéphale ou les méninges, n'a fait qu'adopter un nouveau lieu d'élection, absolument comme lorsqu'il s'étend au péricarde ou à la plèvre. » (*Loc. cit.*, p. 724 et 726.)

Quant au mode pathogénique du rhumatisme cérébral, on en a fait une phlegmasie rhumatismale qu'on a localisée dans les méninges pour la rapprocher de celle qui se produit dans les séreuses articulaires ou viscérales. Mais les recherches anatomo-pathologiques ont bientôt montré qu'on ne rencontrait la méningite que dans un certain nombre de cas, et que dans d'autres on trouvait, ici une congestion cérébrale, là une hydropisie arachnoïdienne, ailleurs enfin une absence complète de lésions. Le rhumatisme cérébral ne saurait donc être rapporté à l'un de ces modes exclusivement ; on ne peut pas dire que c'est une phlegmasie, une congestion, une hydropisie, une névrose ; il peut être tout cela ; et nous trouvons, dans cette seule maladie, l'exemple de tous les modes que peut revêtir le rhumatisme aigu.

Le *rhumatisme spinal*, sauf les différences symptomatiques, présente les plus grandes analogies avec le rhumatisme cérébral. M. le professeur Bouillaud dit l'avoir vu dans quelques cas coexister avec un rhumatisme articulaire ; le même auteur ajoute que le tétanos se développe souvent sous l'influence des mêmes causes que le rhumatisme articulaire aigu lui-même, et il en rapporte un cas : «J'ai rapporté, dans le traité clinique des maladies du cœur, un exemple de cette espèce de tétanos, et, chose bien digne de remarque, c'est que, dans ce cas de rhumatisme de la moelle ou du moins de ses membranes, il existait une coïncidence de péricardite qui fut constatée par l'autopsie cadavérique» (loc. cit., p. 249). M. le professeur Trousseau, dans ses leçons cliniques sur le rhumatisme cérébral, a rapporté trois observations de rhumatisme spinal.

On pourrait sans doute admettre, pour ce rhumatisme, comme pour le précédent, plusieurs variétés répondant aux expressions symptomatiques diverses par lesquelles la maladie se caractérise : ainsi on pourait créer des formes tétaniques, apoplectiques, méningitiques, etc. Mais ces divisions seraient au moins prématurées, car les documents et les observations relatifs au rhumatisme spinal sont encore peu nombreux.

Dans quelques cas, la maladie s'exprime à peu près par les symptômes de la méningo-myélite rachidienne : douleur au niveau d'une portion de la colonne vertébrale, s'irradiant sous forme d'élancements dans les membres inférieurs ; crampes dans les membres et même contracture, pouvant s'étendre au tronc et produire l'opisthotonos ; affaiblissement de la motilité allant quelquefois jusqu'à la paraplégie. En voici un exemple :

D..... (Armandine), âgée de 28 ans, domestique, entre, le 20 septembre 1864, à l'hôpital Necker, salle Sainte-Thérèse, n° 1, service de M. le Dr Lasègue.

Cette femme est malade depuis quatre jours ; elle a commencé par éprouver du malaise général et une sorte d'endolorissement de tout le corps. Puis les douleurs se sont limitées plus particulièrement aux membres inférieurs et aux lombes, elles s'exagèrent beaucoup dans les mouvements. On constate que ces douleurs ne résident pas dans les jointures ; elles augmentent beaucoup, surtout à la partie supérieure des cuisses, quand on presse la peau ou les masses musculaires ; celles des lombes sont vives et pénibles, surtout au niveau du rachis. La motilité est très-affaible, et la station debout est impossible. Il y a en même temps quelques douleurs dans les jointures du membre supérieur gauche ; la fièvre est vive.

Une saignée, et l'administration de sulfate de quinine demeurent sans effet. On applique alors des ventouses scarifiées à la région lombaire ; celles-ci amènent un soulagement très-notable dans les douleurs ; l'affaiblissement de la motilité reste sensiblement le même.

Dès le 24, on voit survenir une gêne douloureuse à la région précordiale, et on constate les signes d'une endopéricardite commençante. Celle-ci se développe rapidement, et donne lieu à un épanchement.

Le 30 septembre, l'épanchement péricardique a disparu ; on trouve du frottement et du souffle à la base du cœur. L'état des membres inférieurs s'est encore amélioré ; il n'y a plus de douleurs, mais la faiblesse persiste.

Le 3 octobre la fièvre, qui avait cessé, reprend avec une certaine intensité, sans qu'il semble s'être fait de détermination nouvelle. Ce n'est qu'au bout de deux jours qu'on constate les signes d'une pleuropneumonie, occupant les deux tiers inférieurs du côté droit, avec épanchement léger. Dès le 10 octobre, cette nouvelle maladie était en pleine résolution ; en même temps on constatait le retour des mouvements dans les membres inférieurs.

A partir de ce moment, l'amélioration fut graduelle, et, le 18 octobre, la malade put sortir, conservant seulement un peu de frottement pleural et un souffle rude à la base du cœur.

Dans cette observation qui doit être, ce me semble, considérée comme un exemple de rhumatisme aigu, les symptômes qui ont marqué le début sont ceux d'une méningite rachidienne légère ; les autres déterminations, endo-péricardite, pleuro-pneumonie, douleurs articulaires, ont suffisamment démontré la nature rhumatismale de toutes ces maladies.

D'autres fois, la maladie se traduit par une paraplégie subite, avec ou sans douleurs rachidiennes ; c'est la forme apoplectique du rhumatisme spinal. M. Trousseau rapporte l'histoire d'une jeune fille qui entra à l'hôpital avec une fièvre véhémente, une rachialgie intense, comme celle des prodromes de la variole, et de la paraplégie. Pendant trois jours, on attend l'éruption varioleuse ; le quatrième jour, on applique des ventouses, la paralysie cesse ; mais aussitôt surviennent une amaurose et une hémiplégie. Quelques sangsues sont appliquées derrière les oreilles ; et, deux jours après, les douleurs apparaissent dans les articulations ; l'amaurose se dissipe alors, ainsi que l'hémiplégie.

« Il est bien évident, ajoute l'éminent professeur, qu'ici le rhumatisme, quelque idée qu'on s'en fasse, a successivement frappé la moelle, le cerveau et les jointures, intéressant probablement en chaque point des éléments anatomiques semblables, mais produisant chaque fois des symptômes bien différents » (*loc. cit.*, p. 714 et 715). M. Trousseau cite encore deux observations dans lesquelles on voit le rhumatisme spinal à forme apoplectique alterner à diverses reprises avec des accidents cérébraux et des douleurs articulaires de provenance rhumatismale (*ibid.*, p. 715 et 717). Mon collègue et ami, le Dr Piedvache, m'a raconté un cas de ce genre qu'il avait observé à la Maison de santé : un jeune homme est pris brusquement d'une paraplégie complète sans douleurs dans les lombes ni dans les membres; il demeure ainsi durant huit jours. Au bout de ce temps, la paraplégie disparaît très-rapidement, et est remplacée par un rhumatisme articulaire généralisé.

Nous dirons donc que le rhumatisme peut se déterminer sur la moelle comme sur le cerveau. Quant à indiquer le siége anatomique et le mode pathogénique du rhumatisme spinal, cela est plus impossible encore que pour le rhumatisme cérébral, faute de documents ; tout porte à croire que, comme ce dernier, il peut occuper et les méninges et la substance médullaire; que, comme lui, il peut être une inflammation, une congestion, une hydropisie ou une névrose.

Le *rhumatisme des nerfs* a deux manières de s'exprimer, la névralgie et la paralysie.

La névralgie rhumatismale a été signalée par Barthez, Scudamore, Chomel, M. Bouillaud, Ferrus, etc.; son siége le plus habituel est le nerf sciatique. Chomel rapporte une observation dans laquelle on voit une névralgie sciatique alterner avec des douleurs articulaires rhumatismales (*loc. cit.*, p. 420). Dans un cas observé par M. le professeur Bouillaud, une sciatique double est remplacée, au bout de huit jours, par un rhumatisme articulaire aigu généralisé (*loc. cit.*, p. 432). Cependant d'autres nerfs peuvent en être le siége : ainsi Chomel rapporte un cas de névralgie du nerf crural alternant avec d'autres manifestations du rhumatisme aigu (*loc. cit.*, p. 37) et un cas d'odontalgie développée dans les mêmes conditions.

« Chez un jeune malade entré à l'hôpital pour un lumbago, puis atteint de douleurs assez vives dans les genoux et les coudes, nous avons observé, après la disparition du lumbago et avant l'apparition des douleurs articulaires, une odontalgie mobile qui siégeait tour à tour à la mâchoire inférieure et à la mâchoire supérieure, tantôt à droite, tantôt à gauche ; toutes les dents avaient la couronne dans un état d'intégrité parfaite, et la souffrance s'exaspérait surtout par la mastication. Tout cela, certes, ajoute l'auteur, porte à présumer que l'odontalgie était de même nature que le lumbago antécédent et les douleurs articulaires consécutives. » (*Loc. cit.*, p. 415.)

M. le professeur Trousseau a publié l'observation très-intéressante d'une femme chez laquelle le rhumatisme a présenté la plus grande diversité dans ses manifestations : ainsi on voit alterner ensemble des déterminations sur les jointures, sur le cerveau, sur la moelle, sur les nerfs. La névralgie rhumatismale eut elle-même une singulière mobilité : on la vit occuper diverses branches émanées des plexus brachiaux, les nerfs sciatiques, le nerf saphène externe gauche, le sus-orbitaire, le frontal, le pariétal, l'occipital ; plus tard, les intercostaux. « Ainsi, conclut M. Trousseau, dans l'espace de deux mois, cette femme a eu des accidents rhumatismaux fugitifs, mais très-douloureux, et qui ont porté tantôt sur l'axe cérébro-spinal ou ses enveloppes, tantôt sur les articulations, tantôt sur divers troncs nerveux. Les manifestations articulaires prouveraient assez, s'il en était besoin, la nature rhumatismale de tous ces accidents. » (*Clinique méd. de l'Hôtel-Dieu*, 2e édit., t. II, p. 318.)

J'ai vu, l'an dernier, une névralgie sciatique survenue dans le cours d'un rhumatisme aigu caractérisé par une angine et des fluxions articulaires rhumatismales. Voici un résumé de cette observation :

D..... (Louis), âgé de 49 ans, journalier, entre, le 7 avril 1864, à l'hôpital Necker, salle Saint-André, n° 26, dans le service de M. Lasègue. Cet homme, qui a une constitution robuste, et est, à ce qu'il prétend, malade pour la première fois, a éprouvé, une huitaine de jours avant son entrée, du malaise, de la courbature, et du mal de gorge, avec gêne de la déglutition ; puis, six jours après, quelques douleurs dans les deux genoux.

A son entrée, nous constatons une angine qui présente les caractères de l'angine rhumatismale ; toute la muqueuse de l'arrière-bouche offre une rougeur peu intense et un gonflement œdémateux ; la luette est très-allongée et œdématiée à la pointe ; l'amygdale droite est très-gonflée, elle présente au doigt une résistance uniforme. La déglutition est très-embarrassée et très-douloureuse ; les douleurs s'irradient dans l'oreille droite. Les deux genoux sont gonflés, et il y a un peu d'épanchement dans les deux synoviales ; on ne trouve pas de rougeur au niveau des genoux, et les douleurs sont très-modérées. La fièvre est peu intense, la langue légèrement chargée, les garde-robes sont régulières.

On pratique avec la lancette quelques scarifications sur l'amygdale droite, et, au bout de deux jours, l'angine est presque complétement guérie, mais alors on voit se développer les accidents articulaires.

Le 9 avril, les deux genoux sont gonflés, douloureux et rouges, et les autres articulations, cous-de-pied, poignets, coudes, sont prises à leur tour, et sont, comme les genoux, rouges, gonflées, douloureuses ; cependant la fièvre reste assez peu intense. La fluxion articulaire dure ainsi huit jours.

Le 20, le malade ne souffre plus et commence à se lever.

Pourtant, les jours suivants, il éprouve du malaise, il n'a pas d'appétit, il sent quelques douleurs vagues dans les membres.

Le 29, il est pris tout d'un coup, au milieu de l'après-midi, de douleurs extrêmement vives, suivant le trajet des nerfs sciatiques, surtout à gauche, et avec points douloureux prédominants à l'échancrure sciatique, dans le creux du jarret et aux malléoles ; ces douleurs, qui sont assez intenses pour arracher des larmes au malade et empêcher tout mouvement, s'exagèrent par la pression ; celle-ci est également douloureuse, quoique à un beaucoup moindre degré, au niveau des masses musculaires du membre inférieur et au niveau des jointures, qui ne présentent aucune rougeur et aucun gonflement. Le pouls est accéléré, la peau chaude.

Dès le 2 mai, c'est-à-dire au bout de trois jours, les douleurs ont presque disparu sur le trajet des nerfs sciatiques, et les masses musculaires sont à peu près indolentes à la pression ; mais le rhumatisme des articulations a reparu : les genoux, les cous-de-pied, les coudes et les épaules, sont rouges, tuméfiés, douloureux ; il y a de l'épanchement dans les genoux et les coudes.

Cette nouvelle fluxion articulaire dure quinze jours, et laisse après elle de la gêne et de la roideur dans les jointures ; le malade est faible et anémié.

Le 2 juin, il part en convalescence à l'asile de Vincennes.

La névralgie rhumatismale peut aussi envahir les nerfs viscéraux, et pour quelques auteurs la gastralgie et l'entéralgie seraient des manifestations assez communes du rhumatisme (Monneret, Cours de la Faculté).

Quant à la paralysie, que l'on a vue, dans quelques cas, survenir sous l'influence du rhumatisme et alterner avec d'autres manifestations rhumatismales (Chomel, *loc. cit.*, p. 424 ; Monneret), il est difficile de dire si elle se rattache à une maladie des muscles, des centres nerveux ou des nerfs. Lorsqu'elle occupe un groupe de muscles animés par un même nerf, comme dans l'hémiplégie faciale, il est difficile de ne pas la rattacher à un état morbide du nerf, mais il est impossible de rien affirmer à cet égard.

§ VIII. *Rhumatisme des organes génito-urinaires.* — Les déterminations du rhumatisme sur ces organes sont rares, cependant on en a rapporté quelques exemples.

Les *reins* peuvent en être le siége. « Le rhumatisme de l'enveloppe des reins et de ces organes eux-mêmes, dit M. le professeur Bouillaud, n'est vraisemblablement pas aussi rare qu'on l'a cru jusqu'ici, il est des cas où il peut coïncider avec le rhumatisme articulaire. Les altérations de l'urine que l'on rencontre chez les sujets atteints de ce dernier reconnaissent alors pour cause principale une affection directe des enveloppes des reins et de ces organes eux-mêmes » (*loc. cit.*, p. 246). M. Rayer, cité par M. Monneret (thèse pour le professorat, 1851, p. 62), a vu quelques rhumatisants affectés de néphrite : « Je me crois autorisé, dit-il, à affirmer qu'il existe une néphrite rhumatismale, bien que le nombre d'exemples que je puisse citer de cette lésion soit très-peu considérable. » Les symptômes, très-obscurs du reste, qu'il a observés sont la diminution de la quantité d'urine, et la présence de l'albumine dans ce liquide.

Tous les auteurs ont aussi insisté sur les qualités de l'urine dans le rhumatisme; on la trouve d'un jaune foncé et même rouge, peu abondante, fortement acide, laissant déposer par le refroidissement des sédiments uriques abondants. Cette altération paraît reconnaître des causes complexes : la fièvre, les sueurs abondantes, un état morbide du rein, enfin l'affection rhumatismale elle-même; car, suivant la remarque de M. Pidoux, il n'est aucune maladie, ni essentiellement aiguë, ni à forme aiguë, jetée sur un fond chronique, dans laquelle les urines contiennent une aussi grande quantité d'acide urique (*loc. cit.*, p. 490).

Le *rhumatisme de la vessie* paraît être plus commun que le précédent, on l'a localisé dans la couche musculeuse (Chomel); mais, dans quelques cas, c'est plutôt vers la muqueuse que semble s'être faite la fluxion morbide.

On a vu cette détermination alterner avec d'autres manifestations rhumatismales : « Il y en avait, dit Stoll, qui urinaient difficilement et ressentaient des ardeurs; cet accident leur survint quelquefois subitement après la disparition de la douleur, qui existait dans une autre partie quelconque; nous le nommions *rhumatisme de la vessie* » (*loc. cit.*, p. 226).

Ce rhumatisme est caractérisé par des douleurs assez vives à l'hypogastre, de fréquentes micturitions, ou au contraire de la rétention d'urine. En voici un exemple emprunté à la thèse de M. Chauffard :

J'ai vu un rhumatisant, jeune homme de 25 ans, d'un tempérament sanguin et sans maladies antérieures, sur le déclin de la fièvre, et alors que les douleurs articulaires étaient en grande partie effacées, pris de sourdes douleurs vésicales, avec impossibilité d'uriner et sensibilité à l'hypogastre ; le cathétérisme devint nécessaire matin et soir, et la fièvre se ranima légèrement. Après trois jours, les symptômes vésicaux s'amendèrent, l'émission naturelle des urines redevint possible, mais une hémicrânie très-douloureuse se déclara ; celle-ci diminua bientôt et fut la dernière manifestation du mal. (Thèse d'agrégation, 1857, p. 41.)

Quand le rhumatisme s'est déterminé sur la muqueuse de la vessie et de l'urèthre, il peut donner lieu à un écoulement catarrhal ordinairement de courte durée. On a décrit, sous le nom de *rhumatisme blennorrhagique*, des arthropathies qui surviennent quelquefois aux individus atteints de blennorrhagie. Nous pensons que le nom d'arthrite conviendrait mieux à ces accidents, car ils diffèrent du rhumatisme articulaire par plusieurs caractères : 1° Ils reconnaissent une cause spéciale, et les sujets rhumatisants n'y sont pas plus que les autres prédisposés; 2° la maladie occupe le plus souvent une seule articulation, et si quelquefois plusieurs sont atteintes, on ne rencontre jamais cette tendance à envahir successivement un grand nombre de jointures, les séreuses et d'autres organes, tendance qui est propre au rhumatisme; 3° la réaction générale est fort peu marquée, et la maladie demeure presque toute locale. (Voir Bellhomme et Martin, *Traité de pathologie syphilitique et vénérienne*, 1864, p. 582.) Nous ne saurions donc voir dans cette maladie aucun rapport avec le rhumatisme.

Les *organes génitaux* de l'homme et de la femme peuvent aussi quelquefois être le siége de déterminations rhumatismales.

Ainsi Stoll rapporte un exemple de fluxion sur le testicule et ses enveloppes : « Un homme fut pris d'une sciatique rhumatismale du côté droit. Peu de jours après, le testicule du même côté devint enflé tout à coup de la grosseur des deux poings, en sorte que le malade se plaignait d'une douleur avec tension ; et la tumeur parut, à ceux qui l'examinèrent, provenir d'une eau épanchée entre les tuniques du testicule. » (*Loc. cit.*, p. 234.) Je connais un jeune homme d'une trentaine d'années, qui fut pris un jour subitement d'une douleur violente dans un des testicules ; bientôt celui-ci se tuméfia, devint extrêmement sensible à la pression ; il n'y avait aucun écoulement de l'urèthre. Après quatre ou cinq jours ces symptômes disparurent ; mais en même temps il se développa un rhumatisme articulaire et musculaire, qui fut d'ailleurs peu intense et ne s'accompagna pas de fièvre. Ce jeune homme présentait des antécédents de rhumatisme chez lui-même et dans sa famille.

On a observé aussi le rhumatisme de l'utérus : « On trouve dans Radamel plusieurs observations particulières qui présentent, chez des femmes habituellement rhumatisantes, des douleurs utérines consécutives à des rhumatismes francs et réguliers, ou quelquefois alternant à plusieurs reprises avec ceux-ci, comme pour mieux révéler de quelle nature elles étaient. » (Chomel et Requin, *loc. cit.*, p. 442.) C'est surtout chez les femmes enceintes que l'on a observé cette détermination du rhumatisme ; M. Cazeaux lui a consacré un article auquel nous empruntons les détails qui suivent :

Le rhumatisme utérin peut se développer à toutes les époques de l'état puerpéral ; souvent il a été la conséquence d'une cessation brusque de la douleur rhumatismale fixée d'abord sur un autre point, et qui s'est subitement portée sur l'utérus. Il est caractérisé par un endolorissement général ou partiel de la matrice, suivant que le rhumatisme occupe tout l'organe, ou seulement le corps, le fond, le segment inférieur. Cette douleur s'irradie aux parties voisines, et surtout au rectum et à la vessie qui semblent participer au mal : d'où un ténesme recto-vésical souvent très-pénible. L'exploration vaginale, les mouvements du fœtus exaspèrent les douleurs. Comme toutes les douleurs rhumatismales, celles de l'utérus sont mobiles et passent quelquefois brusquement d'un point de l'organe à l'autre; elles peuvent même émigrer vers un autre organe. Quand les douleurs ont persisté quelque temps, elles sont suivies de contractions utérines et peuvent ainsi amener l'avortement ou l'accouchement; mais ce résultat est loin d'être constant, parce que les douleurs rhumatismales et les contractions utérines qui en résultent sont peu efficaces, et souvent même ralentissent la marche du travail dans les grossesses à terme. Plusieurs caractères distinguent la contraction utérine dans le rhumatisme de la contraction normale : 1º la contraction est douloureuse dès son début, ce qui montre qu'elle est due, non pas à la dilatation du col, mais à l'état du muscle utérin lui-même; 2º la douleur, au lieu de commencer par le fond de l'utérus pour se propager vers le col, commence par la partie malade et se propage irrégulièrement; 3º la douleur empêche la contraction des muscles abdominaux. Le passage du fœtus et la délivrance sont extrêmement douloureux; on peut voir, après les couches, se développer tous les signes d'une métrite. (Cazeaux, *Traité des accouchements*, 6e édit., p. 782).

§ IX. *Rhumatisme des organes des sens.* — Le très-petit nombre d'observations que l'on a rapportées de rhumatismes déterminés sur l'*œil et ses annexes* doit faire considérer cette forme comme très-rare.

Le rhumatisme des muscles des yeux, produisant le strabisme, a été signalé par Stoll (*loc. cit.*, p. 134), qui en a rapporté deux cas. Chomel admet aussi cette manifestation et en rapporte un exemple : chez une jeune femme héréditairement rhumatisante, il se développa un rhumatisme de la nuque et des yeux : ceux-ci devinrent très-douloureux, « de sorte qu'elle ne pouvait pas les remuer en aucun sens, les élever ou les abaisser, les porter en dedans ou en dehors, sans éprouver de vives souffrances» (*loc. cit.*, p. 46).

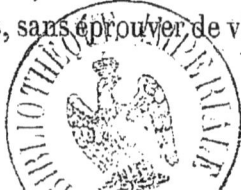

Mais il est beaucoup plus commun de voir la fluxion rhumatismale se produire sur les membranes de l'œil elles-mêmes, produisant la sclérotite, l'irido-choroïdite surtout : mon excellent maître, M. le Dr Follin, m'a déclaré que, d'après son observation, cette dernière maladie se développait souvent à l'état aigu sous l'influence rhumatismale ; et l'on sait que le glaucôme paraît être souvent une manifestation de la même diathèse.

Enfin le rhumatisme peut se déterminer sur la conjonctive et y donner lieu soit à une congestion simple caractérisée par de la rougeur, soit au développement de papules et même de vésicules, soit à un chémosis séreux produit par l'œdème actif du tissu cellulaire sous-muqueux. Cette dernière forme a déjà été signalée par Stoll : « La fluxion qui se faisait sur les yeux, dit-il, produisait l'ophthalmie séreuse» (loc. cit., p. 26 et 234). En voici un exemple qui s'est présenté l'an dernier dans le service de M. le Dr Barth, et dont je dois la relation à l'obligeance de M. Lamy, externe à l'Hôtel-Dieu.

C..... (Amélie), âgée de 38 ans, journalière, entre à l'Hôtel-Dieu, le 15 avril 1863, salle Saint-Landry, n° 6. Cette femme, d'une constitution délicate, a déjà été traitée au même hôpital dans le courant de l'année, pour les accidents qui l'y ramènent encore cette fois. Elle se plaint de palpitations, de dyspnée, et d'anxiété précordiale ; ces symptômes se rattachent à une péricardite chronique dont on constate les signes. La malade dit qu'elle n'a jamais eu de douleurs articulaires, mais il y a cinq ans, elle a eu une pleurésie.

Soumise au traitement que nécessitait son état, elle était dans le service depuis quinze jours lorsque, le 30 avril, elle ressentit de la courbature, du malaise et eut quelques frissons. Ce ne fut que quatre jours après que survinrent des douleurs rhumatismales dans les épaules, les coudes et les poignets ; les membres inférieurs furent aussi atteints, mais très-légèrement. On administre la vératrine.

Le surlendemain, 6 mai, apparaît une complication du côté des yeux. La malade se plaint de douleurs à l'œil droit, et en l'examinant on voit la conjonctive tuméfiée, infiltrée de sérosité, s'avançant sur les bords de la cornée. Le 7, le gonflement de la conjonctive est tel, que la cornée est presque totalement recouverte ; l'œil gauche commence à se prendre. Le 8, les deux yeux sont également tuméfiés, et la malade ne peut plus les ouvrir.

Les douleurs articulaires ont notablement diminué à mesure que s'est développée la fluxion du côté des yeux. A partir du 9, tous les symptômes vont en s'amendant : au bout de deux ou trois jours, l'œdème de la conjonctive a disparu. Les accidents articulaires ne tardent pas eux-mêmes à diminuer, quoique lentement ; et ce n'est que le 27 avril qu'on peut considérer la guérison comme assurée.

Ainsi, dans cette observation, nous voyons une fluxion oculaire précédée et suivie de douleurs articulaires qui indiquent assez clairement sa nature ; le rhumatisme aigu a frappé simultanément les yeux et les articulations.

La *peau* présente, chez les rhumatisants, des caractères particuliers que nous avons déjà signalés. Mais elle est en outre le siége d'un phénomène important ; je veux parler de cette transpiration spéciale, abondante, que nous avons déjà plusieurs fois mentionnée et qui est un des symptômes de la forme fébrile.

Quant aux éruptions cutanées qu'on rencontre dans le rhumatisme aigu, elles sont de deux ordres : les unes sont un symptôme comme la rougeur qu'on voit autour des articulations atteintes, ou un épiphénomène, comme la miliaire ou les sudamina qu'on observe dans les parties qui sont le siége d'une abondante transpiration ; les autres sont de véritables maladies cutanées, relevant du rhumatisme, dont elles sont une détermination. Ces dernières seules doivent nous occuper.

Un grand nombre d'auteurs ont signalé ces éruptions, en les envisageant à différents points de vue dans leurs rapports avec le rhumatisme. Leurs travaux ont été signalés et analysés dans la thèse de mon excellent collègue le Dr Ferrand (*les Exanthèmes du rhumatisme ;* Paris, 1862), qui le premier a fait une étude spéciale des exanthèmes liés au rhumatisme aigu et les a envisagées comme des manifestations locales au même titre que le rhumatisme articulaire.

Je ne saurais m'étendre sur cette question, tout intéressante qu'elle est, parce que son étude, même succincte, m'entraînerait bien au delà des limites que je me suis imposées et serait hors de proportion avec le peu de développements que j'ai pu donner aux autres déterminations locales. Je renverrai, pour plus de détails, à la thèse du Dr Ferrand, où le sujet est traité avec tous les développements qu'il comporte.

Le nombre des variétés d'exanthèmes que l'on a rattachés au rhumatisme est assez considérable ; mais, parmi eux, il en est un certain nombre que l'on n'observe qu'en dehors de l'attaque de rhumatisme, et qu'on ne peut rattacher à celui-ci qu'en s'appuyant sur les antécédents du malade, sa constitution, quelques caractères physiques de l'éruption , etc. Dans ces conditions, la nature de la maladie a pu paraître douteuse ; et d'ailleurs, ce n'est pas à ces exanthèmes que je dois m'arrêter, car la plupart appartiennent à l'état chronique. D'autres ont été assez fréquemment observés en coïncidence avec quelques manifestations reconnues rhumatismales ; et , en raisonnant pour eux comme on l'a fait pour les autres déterminations que nous avons passées en revue, on est conduit à les considérer comme des déterminations cutanées du rhumatisme. Je signalerai spécialement la roséole, l'érythème papuleux, l'érythème noueux et l'urticaire.

Les exemples d'associations de ces diverses éruptions avec le rhumatisme articulaire abondent, soit dans les traités généraux sur le rhumatisme, soit dans les travaux spéciaux de pathologie cutanée. M. Ferrand en a rapporté un certain nombre, et je les ai aussi plusieurs fois observées. Je dois ajouter, du reste , que maintenant la relation de nature qui existe entre les éruptions cutanées et les autres manifestations rhumatismales est presque généralement admise, et que les dissidences portent surtout sur l'extension que quelques auteurs ont voulu lui donner.

Les éruptions rhumatismales s'annoncent en général par des troubles de la sensibilité cutanée , par des élancements douloureux, quelquefois aussi par des sueurs. La plupart ont des lieux d'élection : ainsi l'érythème noueux se développe surtout en avant des extrémités inférieures , l'érythème papuleux sur les extrémités, l'urticaire sur le tronc ; on a noté aussi leur prédilection pour le voisinage des jointures (Stoll). On peut rencontrer plusieurs espèces d'éruptions à la fois : ainsi j'ai vu un érythème noueux sur les jambes, papuleux sur la face et sur la conjonctive, développé à la fin d'un rhumatisme articulaire peu intense, chez une femme d'une vingtaine d'années. La fièvre qui accompagne ces éruptions et les précède ordinairement pendant quelques jours présente les caractères de la fièvre rhumatismale.

Leur marche est très-irrégulière : quand le rhumatisme ne quitte pas la peau, on peut voir se développer des éruptions successives ; dans d'autres cas, la maladie change de siège, une nouvelle détermination apparaît ; ou bien encore la manifestation cutanée est unie, durant tout son cours, à quelque autre manifestation, et c'est alors que sa nature rhumatismale apparaît le plus clairement.

Relativement à leur mode, les éruptions rhumatismales aiguës se rattachent aux congestions séro-sanguines qui sont, comme nous l'avons vu, un des modes les plus communs du rhumatisme aigu.

En résumé, c'est d'après ces considérations de la coïncidence et de l'alternance fréquemment observées de ces manifestations cutanées avec d'autres déterminations rhumatismales, des troubles généraux qui les accompagnent, enfin du mode particulier qu'elles revêtent, qu'on est fondé à considérer ces éruptions comme étant de nature rhumatismale.

CONCLUSIONS.

Le rhumatisme a de nombreuses manières de se manifester : ses manifestations, différentes par le siége, par le mode pathologique, par les expressions symptomatiques, n'en sont pas moins intimement unies entre elles, puisqu'elles relèvent toutes du même état de l'organisme, et qu'elles ont par conséquent la même nature.

Les diverses manifestations du rhumatisme alternent souvent entre elles dans l'état aigu : l'acuité réunit les éléments morbides que la chronicité disperse, et montre ainsi le lien qui existe entre les déterminations morbides les plus différentes en apparence.

Les maladies rhumatismales aiguës ne sont pas toutes également fréquentes ; le rhumatisme articulaire est l'expression la plus commune, partant la plus caractéristique de l'affection. C'est que, comme toutes les diathèses, le rhumatisme a un mode et un lieu d'élection.

Les déterminations extra-articulaires du rhumatisme aigu peuvent précéder, accompagner ou suivre les déterminations articulaires ; elles peuvent aussi exister seules ; leurs caractères et leur marche permettent de reconnaître leur nature.

Et maintenant, quelle est l'utilité pratique de cette étude? A quoi bon ce rapprochement de maladies si différentes à tant de points de vue? On en peut tirer, ce me semble, un double enseignement, pronostique et thérapeutique.

S'il sait reconnaître, sous les aspects variés qui la traduisent, l'affection rhumatismale, le médecin pourra, même en présence de manifestations légères et insolites, prévoir et prédire le développement ultérieur d'autres manifestations. Quand celles-ci seront développées, c'est dans l'examen des déterminations morbides qu'il reconnaîtra les tendances de la nature, c'est là qu'il puisera les indications; en suivant les différentes phases de la maladie, il saura tantôt la respecter, tantôt la redresser ou la détourner. Enfin, une fois en possession du diagnostic de la diathèse, quelles que soient les maladies qui la lui aient fait reconnaître, il s'efforcera, par l'hygiène et un traitement préventif, d'empêcher le retour de ses manifestations.

TABLE DES MATIÈRES

Paris. — A. PARENT, imprimeur de la Faculté de Médecine, rue Monsieur-le-Prince, 31.

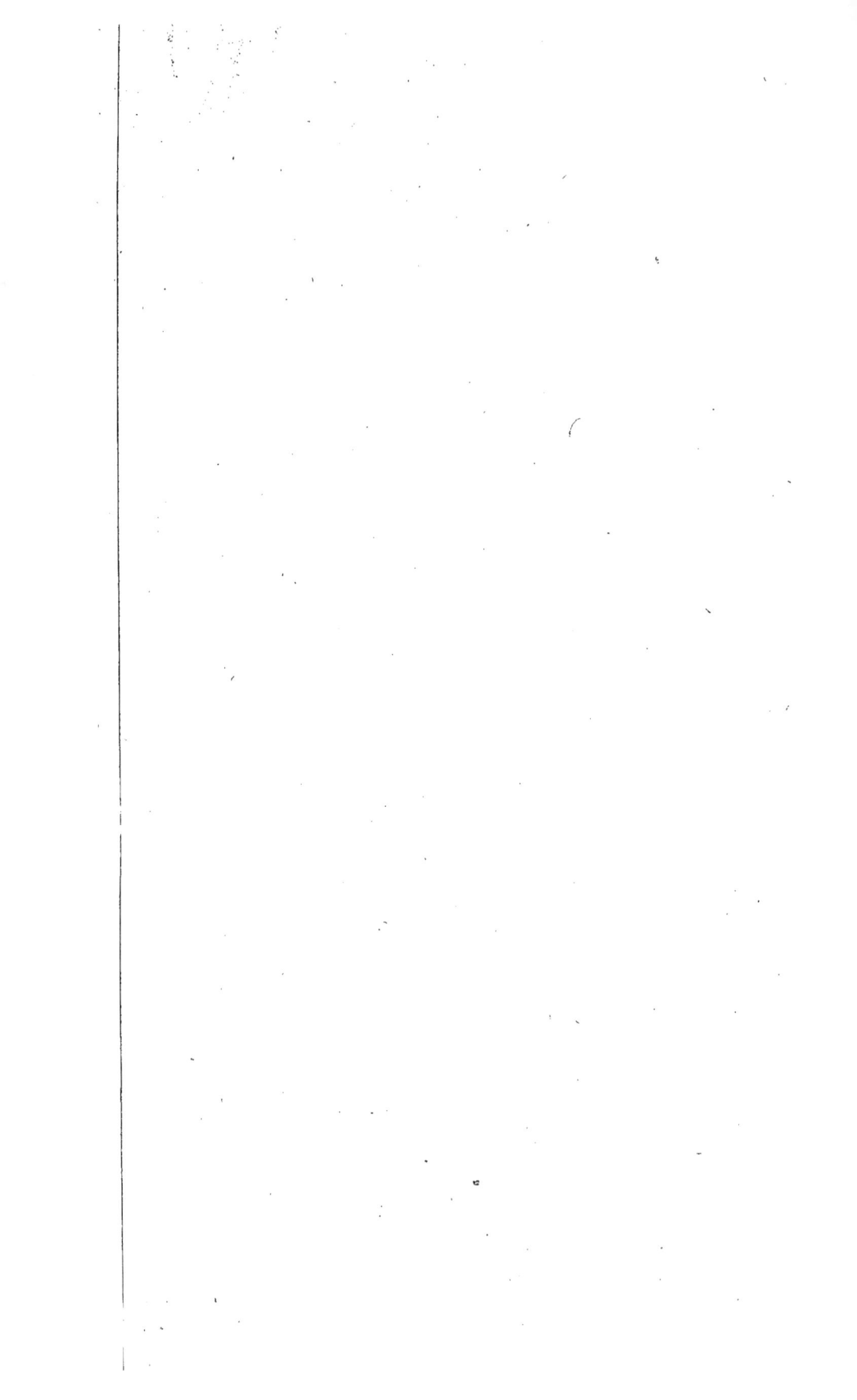

www.ingramcontent.com/pod-product-compliance
Lightning Source LLC
Chambersburg PA
CBHW071518200326
41519CB00019B/5980